近代名医珍本医书重刊大系
（第一辑）

金匮发微

〔清〕曹颖甫　著

陈昱豪　点校

天津出版传媒集团

天津科学技术出版社

图书在版编目（CIP）数据

金匮发微 / (清) 曹颖甫著；陈昱豪点校. -- 天津：
天津科学技术出版社，2022.6

（近代名医珍本医书重刊大系）

ISBN 978-7-5576-9927-7

Ⅰ. ①金… Ⅱ. ①曹… ②陈… Ⅲ. ①《金匮要略方论》—研究 Ⅳ. ①R222.39

中国版本图书馆CIP数据核字（2022）第038873号

金匮发微

JINGUI FAWEI

策划编辑：吴 颀

责任编辑：梁 旭

责任印制：兰 毅

出　　　版：天津出版传媒集团
　　　　　　天津科学技术出版社

地　　　址：天津市西康路35号

邮　　　编：300051

电　　　话：（022）23332392（发行科）23332377（编辑部）

网　　　址：www.tjkjcbs.com.cn

发　　　行：新华书店经销

印　　　刷：河北环京美印刷有限公司

开本 880 × 1230　1/32　印张9.25　字数163 000

2022年6月第1版第1次印刷

定价：58.00元

近代名医珍本医书重刊大系第一辑专家组

目 录

腹满寒疝宿食病脉证治第十

五脏风寒积聚病脉证并治第十一

痰饮咳嗽病脉证并治第十二

消渴小便不利淋病脉证治第十三

黄疸病脉证并治第十五

惊悸吐衄下血胸满瘀血病脉证治第十六

水气病脉证并治第十四

妇人产后病脉证治第二十一

妇人杂病脉证并治第二十二

脏腑经络先后病脉证第一

问曰：上工治未病，何也？师曰：夫治未病者，见肝之病，知肝传脾，当先实脾，四季脾旺不受邪，即勿补之；中工不晓相传，见肝之病，不解实脾，惟治肝也。夫肝之病，补用酸，助用焦苦，益用甘味之药以调之。肝虚则用此法，实则不任用之。经曰：无实实，无虚虚，补不足，损有余。是其义也。余脏准此。

此节借肝病传脾，以明上工治未病之说也。肝脏血虚，则其叶燥挺而压于脾，脾气郁，则痛延腹部，遂有腹中急痛之证。《伤寒论》云：阳脉急，阴脉弦，腹中急痛，先予小建中汤。盖桂枝汤其味本甘，加饴糖则其味益甘。《内经》所谓"肝苦急，急食甘以缓之"，即实脾之说也。脾旺不必泥四季，但湿土当旺之时即是。长夏用小建中，即病胀满，故曰勿补。中工不知因肝脏血虚之故，而用甘味以实脾，而以小建中汤为治肝补脾不二法门，则大误矣。盖肝之本味酸，而中含有胆液则苦。肝与胃同居膈下，而胃实为生血之原，肝胆之液，渗入胃中，并能消食。寒则吐酸，肝之液也；热则吐苦，胆之液也。要之为胃气不和，胃气不和则无以资肝脏之血。且湿胜则肝胆不调，故多呕。湿之所聚，蛔病乃作。然则所谓补用酸，助用焦苦者，以乌梅丸言之也。

1

但焦苦当言苦温。以乌梅之酸，合细辛干姜蜀椒桂枝附子之温，及黄连黄柏之苦燥，而后胃温湿化，肝胆之郁，方得条达。更有胃中虚寒，干呕吐涎沫，则专用苦温之吴茱萸汤，而不用酸以补之者，此证寒湿初起，肝脏未虚，故但需助胃阳而止呕也。若夫益用甘味以调之者，乃专指建中汤言之。以上三法，皆为肝虚而设。凡病虚则生寒，实则生热，故有肝乘脾，肝乘肺，而刺期门者；亦有厥深热深而当下者；亦有肝实血热，热利下重，而用白头翁汤者。若不问虚实，而概用建中汤以治肝补脾，不病胀满，即病烦躁。故曰：不任用之。"无实实，无虚虚，补不足，损有余"，当是古《内经》文，见扁鹊《难经》。"酸入肝"至"要妙也"一段，述中工谬论，不著紧要，特删去之，从黄坤载《悬解》例也。

夫人禀五常，因风气而生长。风气虽能生万物，亦能害万物，如水能载舟，亦能覆舟。若五脏元真通畅，人即安和。客气邪风，中人多死。千般疢难，不越三条：一者，皮肤所中，经络受邪，内入脏腑，为外所因也。二者，四肢九窍，血脉相传，壅塞不通，为内所因也。三者，房室金刃虫兽所伤。以此详之，病由都尽。若人能养慎，不令邪风干忤经络，适中经络，未流传腑脏，即医治之，四肢才觉重滞，即导引吐纳针灸膏摩，勿令九窍闭塞，更能无犯王法，禽兽灾伤，房室勿令竭乏，服食节其冷热酸苦甘辛。不遗形体有衰，病则无由入其腠理。腠者，是三焦通会元真之处；理者，是皮肤脏腑之文理也。许半龙曰：从经络传脏腑，当为外因，血脉壅塞不通为内因，原本倒误，今从其说校正。

人禀五常，不过言人之禀五德耳。《浅注》谓"日在五气之中"，非也。玩以下方说到风气，便知所谓因风气而生长者，人得风中空气，则精神爽健，然必清晨吸受，方为有益，故昔人多有吹卯风而得大寿者。然亦不可太过，过则为病，譬如今人多喜吸受空气，甚至天寒地冻，夜中开窗眠睡，有不病伤寒者乎？此即风气生万物，亦能害万物之说也。是何异水能载舟，亦能覆舟乎？要惟本体强者，乃能无病。故脏腑元气充足，呼息调畅，然后眠食安而营卫和。若外来之客气邪风，亦当思患预防，否则中人多死。假如风中皮毛肌腠，则病伤寒中风；风中于筋，则病拘挛；风中腑脏，即口噤不识人；风中于头，则颠眩或疼痛或口眼不正；风中于体，则半身不遂，是谓邪风。且风为百病长，合于燥则病燥，合于湿则病湿，合于寒则病寒，合于暑则病暑，是谓客气。然治之得法，犹有不死者。若夫疫疠之气，暴疾之风，中人往往致死。此节为全书大纲，故特举外因、内因、不外不内因三条以为之冠。六气之病，起于皮毛肌腠，故善治病者治皮毛，其次治肌肤。今以皮毛肌腠不固，邪中经络而入脏腑，是为外因。四肢九窍，血脉相传，脾胃主四肢，中阳不运，风湿困于四肢，则四肢为之不举；肝开窍于目而资于肾，肾阴耗而胆火盛，则目为之昏；肾开窍于耳而资于脑，脑气亏而胆火张，则耳为之聋；肺开窍于鼻，风邪袭肺，则鼻中不闻香臭；胃开窍于舌，胃中宿食不化，则口中不知五味；胃与大小肠下窍在肛门，肠胃燥则大便闭；三焦下窍在膀胱，湿痰阻其水道，则小溲不利，阳热结于膀胱，则小溲亦为之不利。是谓内因。若夫房室之伤，则病内热惑蛊；金刃之伤，缓则溃烂，急则病破伤风；虫兽之伤，毒血凝瘀，甚则走窜周身而死（金刃初伤，用小蓟叶打烂涂之，不致出血太过。毒蛇咬伤，用壁虫入面酱内捣涂即愈。疯犬咬伤，血必走窜大肠，凝结成块，久则发狂，宜抵当汤下之。），是为不内不外因。即此三因推之，全书大纲，略尽于此。凡此者惟预为防范者能免之。才中皮毛肌腠，即用麻黄桂枝二汤以发之，然后病机不传经络；既传经络，未及脏腑，即用葛根汤以发之，则外因之内陷者寡矣。血脉不流通，则四肢为之重滞，然当甫觉重滞，或用八段锦十二段锦法，使筋节舒展，或吸气纳于丹田，而徐嘘散之，使周身血分水分，随之运行；甚或湿壅关节，时作酸痛，则针灸以通阳气，膏摩以破壅滞，则内因之闭塞九窍者寡矣。然犹必安本分以避刑辟，远山林以避蛇虎，远床第以保精髓，节衣服之寒暖，节五味之过当，务令营卫调适，内外强固，六淫之邪，乃无由入其腠理，则病之成于不内不外因者又寡矣。所谓腠理者，人身肌肉方斜长短大小不等之块，凑合而成，凑合处之大隙，即谓之腠；肌肉并众丝而成块，众丝之小隙，即谓之理。胸中淋巴系统，发出之乳糜水液，出肌腠而成汗，故曰通会元真。元真者，固有之元气真气，血分中营阴及之，水分中卫阳亦及之，故曰通会文理。即合并成块之肉丝，不独肌肉有之，即胃与小肠大肠并有之，各具淋巴微管，发出水液，故仲师连类及之耳。其实病气之始入，原不关乎内脏也。

问曰：病人有气色见于面部，愿闻其说。师曰：鼻头色青，腹中痛，苦冷者死；鼻头色微黑者，有水气；色黄者，胸上有寒；色白者，亡血也。设微赤，非时者死，其目正圆者，痉，不治。又色青为痛，色黑为劳，色赤为风，色黄者，便难，色鲜明者，有留饮。

气色之见于面部者，无病之人亦有之。借如夏令行烈日中则面赤，暴受惊恐则色白，此其易知者也。明乎此，乃可推病人之气色。曰鼻头色青，腹中痛者，鼻头，鼻之上部尽头处，非鼻准之谓，相家谓之印堂，医家谓之阙下，小儿下利，印堂多见青色，腹痛不言可知。下利手足逆冷，为独阴无阳，故曰苦冷者死。湿家身色如薰黄者，黄中见黑色也。今印堂微见黑，故知其有水气。湿病属脾脏，脾统血，血中有黄色之液，湿胜而血负，病在营，故其色黄黑相杂。水气属三焦肾与膀胱，病在卫，故印堂微黑。胸中为饮食入胃发生水液之处，其水液由脾阳生发，中医谓之中焦，西医谓之淋巴系统。胸中有寒，是病留饮，故萎黄见于印堂。血不华色则白，故亡血者色白。人饮酒则面有赤色，行日中向火并同，为其血热内盛，阳气外浮也。伤寒阴寒内据，真阳外脱，则亦面见赤色，是谓戴阳，此证多属冬令，故曰非时者死，谓非夏令血热张发之候也。按：寒饮之色黄，失血之色白，或全见面部，戴阳之赤色，或见额上及两颧，不定在鼻之上部，故无"鼻头"字，非省文也。面色既辨，然又必验之于目。刚痉无汗，周身筋脉紧张，故目系强急而目正圆，此证脉必直上下行，《内经》所谓"但弦无胃"也，故曰不治。目色青，少年妇人时有之，或不必因病而见，然往往有肝郁乘脾，而腹中急痛。若夫色黑为劳，与女劳疸额上黑同。凡人目中瞳人则黑，其外微黄，惟女劳则瞳人外圈俱黑。吾乡钱茂材信芳，诊宋姓病断其必死，不三月果死，予问故，钱曰：女劳目之外眶尽黑，法在必死。盖瞳人精散外溢，如卵黄之忽散，臭败随之矣。风邪中于头，则入于目而目脉赤，荆芥、防风、蝉衣、僵蚕等味薰洗，足以愈之，仲师固无方治也。色黄便难，是谓谷疸，宜茵陈蒿汤。惟鲜明有留饮，当指面目鲜泽者，及目下有卧蚕形者言之。若专以目论，则巧媚之妇人，固有明眸善睐者，何尝病留饮乎？

师曰：病人语声寂寂然，喜惊呼者，骨节间病。语声喑喑然不彻者，心膈间病。语声啾啾然细而长者，头中痛。

无病之人，语声如平时，虽高下疾徐不同，决无特异之处。寒湿在骨节间，发为酸痛，故怠于语言而声寂寂，转侧则剧痛，故喜惊呼；心膈间为肺，湿痰阻于肺窍，故语声喑喑然不彻；头痛者，出言大则脑痛欲裂，故语声喑喑然细面长，不敢高声语也。

师曰：息摇肩者，心中坚。息引胸中上气者，咳。息张口短气者，肺痿吐沫。此条"心中坚"当为"心下坚"之误。

痰饮留于膈间，则心下坚满。"痰饮篇"所谓"虽利，心下续坚满，膈间支饮，其人喘满，心下痞坚"。"寒疝篇""脉紧大而弦者，必心下坚"，则此云息摇肩心中坚者，其必为心下坚之误无疑。心为君主之脏，不能容纳外邪，惟心下为膈与胃相逼处，痰湿流于膈间，则气为之阻而气不顺，至于两肩用力摇动，则心下之坚满可知矣。此为湿痰凝固之证，所谓宜十枣汤者也。至于息引胸中上气而咳，即后文咳而上气之证。吐黄浊者宜皂荚丸，有水痰者宜射干麻黄汤。张口短气者，肺痿吐沫，即后篇所谓肺痿之证。以上三者，皆出于主气之肺，辨息至为切近，故类及之。

师曰：吸而微数，其病在中焦，实也，当下之则愈，虚者不治。在上焦者，其吸促；在下焦者，其吸远，此皆难治。呼吸动摇振振，不治。

息由丹田上出肺窍是为呼，由肺窍下入丹田是为吸。呼吸略无阻碍，乃为无病之人。惟中脘宿食不化，则吸入之气，至中脘而还，不能下入丹田，故出纳转数。下之则上下通彻，略无窒碍，此大承气汤，所以为承接中气之用也。然有本为大承气证，始病失下，病久精气耗损，肠胃枯燥而死者，即有久病虚羸，一下正随邪尽，以致虚脱而死者。因此后医失误，转授前医以为口实，而硝黄遂成禁例。然则仲师言虚者不治，为法当早下言之，非为见死不救之庸工言之也（大下后食复同此例）。若夫肺虚而吸气乏力故吸促，肾虚而纳气无权故吸远。促者上焦不容，远者下焦不摄，故曰难治。其不曰不治而曰难治者，肺痈肺胀及膈间有留饮，其吸皆促，为其有所阻也。亡血失精，其吸皆远，为其不相引也。数者皆有方治，而愈期正不可知，故曰难治。至于呼吸动摇振振，其人必大肉瘘陷，大骨枯槁，午后微热，死在旦夕。虽使扁鹊复生，无能为役矣。

师曰：寸口脉动者，因其王时而动，四时各随其色。非其时，色脉皆当病。

此寸口以两手六部言之。凡脉之大小，视血分热度之高下。血分之热度，又以天时之寒暖为盈朒。天时至春而疏运，则其脉调畅；夏而张发，则其脉盛大；秋而收束，则其脉敛抑；冬而闭藏，则其脉沉潜，所谓因王时而动也。夏令天气炎热，血分热度既高，甚有面色及掌心发红色者，亦有八九月间天气渐寒，红色渐变为白色者，此固因于血热之高低，非可以五色配四时也。不然，春日肝旺，冬日水旺，曾未见有春日色青，冬日色黑者。五色分配四时之谬，固已不攻自破。然则四时各随其色，亦不过分赤白二色，以见血热之高低耳。非其时色者皆当病，直以天时温暖，血不华色，营气不充脉络言之；亦以天时苦寒，血热暴张，面赤脉洪者言之。然则"假令肝旺色青"及"肝色青而反白"二语，皆当删去。此必非仲师之言，或由门人袭《内经》"东方生木"节意而附会之，不可为训。

问曰：有未至而至，有至而不至，有至而不去，有至而太过，何谓也？师曰：冬至之后甲子，夜半少阳起。少阳之时，阳始生，天得温和，此为未至而至也；以得甲子而天未温和者，此为至而不至也；以得甲子而天大寒不解，此为至而不去也；以得甲子而天温如盛夏五六月时，此为至而太过也。

此一节，论天时阳气之愆伏（愆，太过也；伏，不足也），以见病气所由受。未至而至数语，当是古医家言。师特借冬至后甲子以起例。古者十一月甲子朔夜半冬至为历元，则冬至后甲子当在正月。曰夜半少阳起者，不过略言阳气初回，《内经》所谓春三月发陈之期

9

也。当此期内，地气方得温和，春未至而地气转阳，故曰未至而至，皮毛早开，风邪易袭，多桂枝证。若时令当温不温，即为至而不至。设当春令阳回之时，而天气忽然大寒，春行冬令，是谓至而不去，皮毛未开，寒邪中之，多麻黄证。若春气方回，忽然大热如盛夏五六月，春令夏行，是谓至而太过，汗液大泄，津液早亏，多人参白虎证。四气之转移，莫不皆然，此特一隅之举耳。得甲子未得甲子，不过陈述故训，勿泥。

师曰：病人脉，浮者在前，其病在表；浮者在后，其病在里。腰痛背强不能行，必短气而极也。浮在前当病表实，以麻桂二汤发之，固已一汗而愈。若浮在后则里虚，血不充脉，发其汗则里液益虚，以致不能行，短气而竭，其不死者几希。考其致死之原，皆因医家见其脉浮，以为表实而强为发汗，不知浮在后不当发汗也。

脉浮在前，是通关前后言之，是谓表实。在后则指关后独浮言之，浮在关后，而不及关前，则脉管中血液不足。可知脉浮病在表，为麻黄桂枝二汤证。若浮不及关以上，则血分本虚而不当发汗。此即淋家不可发汗、失精家不可发汗之义。太阳之里属少阴，脉之浮属太阳，不见微细，病固无内传少阴之理。然太阳之脉，夹脊抵腰中，即谓之里可也。脊为督脉经隧，腰实少阴之脏，肾与膀胱为表里。自腰以下有两管，注小溲于膀胱，中医谓之下焦，西医谓之输尿管，即为其病在里亦

10

可也。阴虚之人，强责其汗，势必牵涉于肾，腰酸背强，犹为太阳本病，至于阴寒精自出，酸削不能行，则水之上源，因发汗而竭，而下流亦涸矣。短气而竭者，则以肾虚不能纳气故也。况阴虚必生内热，内热薰灼，至于骨痿髓枯，焉有不死者乎？

问曰：经云，厥阳独行，何谓也？师曰：此为有阳无阴，故称厥阳。

油灯将灭，火必大明，膏油竭于下，则光气脱于上。是故虚劳不足之人，日晡有微热，甚者入夜壮热，至有喉痹口燥而烂赤者。此火如煤油，如火酒，救之以水，则熛焰益张；扑之以灰，则息矣，故昔人有甘温清热之法，《内经》所谓"劳者温之"也。然补血养阴，正不可少，若油灯之添油者然。但恐不能受重剂耳，倘更投以寒凉，焉有不死者乎？

问曰：寸脉沉大而滑，沉则为实，滑则为气。实气相抟，血气入脏即死，入腑即愈。此为卒厥，何谓也？师曰：唇口青身冷为入脏，即死；如身和汗自出为入腑，即愈。

大气挟血，并而上逆，则寸口见沉大而滑之脉。但举寸口，则关后无脉可知。气血菀于上，冲动脑气，一进昏晕而为暴厥。血逆行而入于脑，则血络爆裂死，故唇口青。青者，血凝而死，色见也。若冲激不甚，血随气还，身和汗出而愈矣。须知入脏入腑为假设之词，观下文在外入里可知。不然，气血并而上逆，方冀其下行为顺，岂有入脏即死，入腑即愈之理？门人章次公言入脏为脑充血，脑膜为热血冲破，一时血凝气脱，故唇口青身冷者死，脑固藏而不泻也；入府为气还三焦脉络，散入肌腠皮毛，故身和汗出者生，三焦固泻而不藏也。此与《内经》所谓"气与血并走于上，则为大厥，厥则暴死，气复还则生，不还则死"，其义正同。否则既云并走于上矣，《内经》虽未明言脑，而其旨甚明。尤在泾犹强指为腔内之五脏，通乎否乎？章说较鄙人为详尽，故并存之。

问曰：脉脱入脏即死，入腑即愈，何也？师曰：非为一病，百病皆然。譬如浸淫疮，从口起流向四肢者可治；从四肢流来入口者不可治。病在外者可治，入里者难治。

上节独言寸口，则有上无下，脉垂脱矣。则此云脉脱，当指无脉言之。陈修园以为脱换之脱，非也。按：《伤寒论》云，利厥无脉，服白通汤加猪胆汁，脉微续者生，暴出者死。微续者，胃气尚存，故曰入腑即愈；暴出者，真脏脉见，故曰入脏即死。非为一病下，特推广言之。譬之浸淫疮，湿热兼毒之皮肤证也。天痘溃烂入口者死。广疮入口者死，若小儿天泡疮、黄水疮，未见有从四肢流入口者。盖亦外病流脂水者，通名浸淫耳。病在外者可治，入里即死。以伤寒病论，则三阳可治，三阴难治；以痛疽言，则肿痛色红者可治，平陷色白不甚痛者难治。故师言百病皆然也。

问曰：阳病十八，何谓也？师曰：头痛，项腰脊臂脚掣痛。阴病十八，何谓也？师曰：咳上气喘哕咽肠鸣胀满心痛拘急。五脏病各有十八，合为九十病。人又有六微，微有十八病，合为一百八病。五劳、七伤、六极，妇人三十六病，不在其中。清邪居上，浊邪居下，大邪中表，小邪中里。谷饪之邪，从口入者，宿食也。五邪中人，各有法度，风中于前，寒中于后，湿伤于下，雾伤于上，风令脉浮，寒令脉急，雾伤皮腠，湿流关节，食伤脾胃，极寒伤经，极热伤络。

治病以明理为先务，设病理不明，死守成方，则同一病证，且有宜于彼而不宜于此者，则阳病十八一节，当是为拘守成方治病者言之。然变证虽多，岂可拘于十八之数？阳病十八，阴病十八，五脏病各有十八，六微复有十八病，令学者于此，惝无所得，若涉大川，不见津涯，卒至临证不敢用药，彷徨歧路，不知所归，此亦仲师之过也。惟善读书者，正不当以辞害意，今姑就所举之病名而释之，疑者缺焉。病在外体为阳，寒邪袭表，体温郁而不达，则阳热上冲而病头痛；风中于脑，郁而不达，则病头痛；肠胃不通，燥气上入于脑，则病头痛；疟疾发热，血气上入于脑，则病头痛。又有气挟热血菀而犯脑，则亦病头痛。头痛同而所以为头痛者不同。项为太阳经脉出脑下行之路，风寒外束，热血抵抗，胀脉奋兴，项因强痛；寒凝太阳之脉，发为脑疽，则项亦强痛。项之强痛同而所以强痛者不同。腰为少阴寒水之脏，下接输尿管而输入膀胱，寒湿内阻三焦，水道不通，则病腰痛；强力举重，气阻胁下，则病腰痛；汗出着冷，久为肾著，则腰下冷痛。腰痛同而所以为腰痛者不同。太阳经络，夹脊抵腰中，而脊髓则为督脉，寒袭于表，经络不舒，则背脊痛；强力入房，伤其督脉，则背脊亦痛。脊痛同而所以为脊痛者不同。四肢者，诸阳之本，湿流关节，则臂脚掣痛；风中四末，四肢不用，则臂脚亦掣痛；血不养筋，筋络强急，则臂脚亦掣痛；此外复有肢节疼痛、脚肿如脱之历节；阳明燥实，伤及支脉，右髀牵掣膝外廉而痛；寒湿流筋，髀肉内痛。掣痛同而所以掣痛者不同。复有脚气肿痛者，痛而腹中麻木，属血分，宜四物加生附牛膝防己吴萸木瓜以治之；腹中急痛者，属气分，宜鸡鸣散以治之；又有血络不通，脚挛急者，宜芍药甘草汤以治之；有肠燥伤筋而脚挛急者，宜大承气以治之。此又脚病之不同也。然则阳病十八，举多数而言之也。

病在内脏为阴，风伤于肺则咳，膈间支饮则咳，肠中燥气犯肺则咳。咳固不必同也。胶痰在中脘，不能一时倾吐则上气；水痰在心下，阳气欲升不得，则上气。上气固不同也。寒缚表阳，外不得汗则喘；元气下虚，肾不纳气则喘。喘固不必同也。呃逆之证，有属胃气虚寒者，有属大肠腑滞不行，及膀胱小溲不利者，则哕固不同也。咽当为噎，老年之人，血气并亏，有食未入胃，梗于胸膈而不下者；又有噎膈之证，既入于胃，梗塞而不下者。是噎又不同也。水湿入肠，下利不止，则病肠鸣；痰饮为病，水入肠间，是亦肠鸣；虚劳之人，亦复肠鸣。是肠鸣又不同也。太阴寒湿，则腹中胀满；虚气停阻，则腹中胀满；水结膀胱，则少腹胀满；宿食不化，则腹中胀满；血结胞门，则少腹胀痛。是胀满又不同也。久事伛偻，胸中阳气痞塞，则心痛彻背；阴寒凝结胸膈，则亦心痛彻背，背痛彻心。是心痛又不同也。虚劳之人，输尿管不通，小便不利而腰痛者，小腹为之拘急；下后发汗，津液亏耗，则筋脉为之拘急。是拘急又不同也。然则阴病十八，亦举多数言之也。

若夫五脏之病，散见《内经》及元化《中脏经》者，不胜枚举。第就本书著录者言之，曰肺痿，曰肺痈，曰肺胀，曰肺中风，曰肺中寒，曰肺饮，曰肺水，此肺病之可知者也；曰肝中风，曰肝中寒，曰肝著，曰肝乘脾，曰肝乘肺，曰肝虚，曰肝实，此肝病之可知者也；曰心中风，曰心中寒，曰心中痛，曰心下痞，曰心下悸，曰心烦，曰心伤，此心病之可知者也；曰脾中风，曰脾约，曰脾水，此脾病之可知者也；曰肾著，曰水在肾，曰奔豚，此肾病之可知者也。

谷疸，宿食，呕吐，哕，反胃，消渴，不能食，食已即吐，胃病也；肠痈，下利清谷，不大便，圊脓血，肠病也；胁下痛，小便不利，遗尿，三焦病也；寒则下重便血，热则为痔，小肠病也；呕吐，口苦耳聋，下利纯青，胆病也；膀胱无专病，时与三焦相出入，此六腑病之可知者也。

然则五脏病各有十八，合为九十，微有十八病，合为一百八病。要不过示人病出一经，寒热虚实之不同者，居其多数，不当泥成法以为治耳。不然，病之变证多端，一切以十八限之，而谓绝无增减，有是理乎？据后文五劳七伤六极，妇人三十六病，不在其中，便可识立言之旨，在多数而不在定数。

自此以下，略为疏析病源。风露中人，挟高寒之气，故清邪居上；湿热蕴蒸，挟地中水气而出，故浊邪居下。六气中人，起于皮毛，故大邪中表；气体先虚，邪乃乘之，故小邪中里。穀即谷字，传写者误作槃耳，钰尤本作"飥"，饼也。谷钰之邪，从口入者，为宿食，胃中胆汁胰液不足，消化之力薄也。曰五邪中人，各有法度，谓邪之中人，各有不可变易之处。风为阳邪，巳至未上，为阳气方盛，故风中于前；寒为阴邪，申至戌上，为阴风始出，故寒中于暮。湿从地升，故中于下，足先受也；雾散空中，故中于上，头先受也。风脉浮缓，其表疏也；寒脉浮急，其表实也。雾伤皮腠，乃生癣疥；湿流关节，因病历节。食伤脾胃，是病腹痛。极寒伤经，项背斯痛；极热伤络，不病吐衄，即圊脓血。可以识辨证之大纲矣。

问曰：病有急当救里救表者，何谓也？师曰：病医下之，续得下利清谷不止，身体疼痛者，急当救里；后身疼痛，清便自调者，急当救表也。

在下二节，皆以治病缓急言之。治病大法，固当先表后里，如《伤寒论》太阳未罢，阳明化燥，先解其表，后攻其里，此其常也。若夫太阳失表，一经误下，汗反入里，遂有水激中脘，直走小肠大肠，至于完谷不化者。此时水寒湿陷，中阳垂绝，危在须臾，虽有身痛当汗之太阳表证，正当置为后图，而急温其里。譬之侍疾之人，忽闻爨下失火，势必垩息往救，彼其心非不爱病者，有急于此者也。若内脏无病，但有身疼痛之表证，则一汗可以立愈，不烦再计矣。（此条见《伤寒论》）

夫病痼疾，加以卒病，当先治其卒病，后乃治其痼疾也。

病之暴起者易变，而痼疾则无变。变则加剧，不变则固无害也，故曰先治卒病。卒病者，伤寒也。虽然，痰饮，痼疾也，感于表寒而病，可用小青龙汤以汗之；膈间支饮，痼疾也，伤寒胃家实，可用大陷胸汤以下之。然则痼疾卒病，何当不可同治乎？善治病者。可以观其通矣。

师曰：五脏病各有所得者愈，五脏病各有所恶，各随其所不喜者为病。得，古作合解，韵会，"与人契合曰相得"。

五脏病各有所得者愈，以五味为最近。本篇首节举例甚明，肝虚者补用酸，故厥阴病之乌梅丸，以乌梅为君；肝虚乘脾，则腹中急痛，急痛者，肝叶燥而压于脾，脾气不舒，痛延腹部，因用甘味之药以实脾，故小建中汤方治，以饴糖为君；苦入心，故泻心汤降逆方治，以黄连为君；辛入肺，故十枣汤泻痰泄水方治，以芫花为君（近人以芥菜卤治肺痈，白芥子治痰饮，同此例）；咸入肾，故小便不利之蒲灰散，以蒲灰为君（此即水中菖蒲烧灰，近人以为蒲黄则误）。茯苓戎盐汤，治小便不利，亦此意也。此五脏之病，各有所得而愈之大略也。

肺恶寒而主皮毛，寒由皮毛犯肺，则病伤寒；汗出不彻，水在膈间，即病喘咳。脾恶湿而主肌肉，外风凝沍肌腠，因病中风；留著不去，渗入关节，因病历节；湿与水气并居，留于中脘，即病痰饮；下陷大肠，即病下利；泛滥充塞，即病水肿。心恶燥亦恶水，胆胃燥气上薄心脏，则心气不足，而病吐血衄血，是为泻心汤证；水气凌心，则心下悸，是为小青龙汤证。肝恶燥，燥则胆火盛而病消渴；肝恶拂郁，有所逆则乘脾，而腹中急痛；肝又恶湿，湿胜而血败，秽浊所聚，蛔病乃作。肾恶寒，水寒则血败，因病下血；肾又恶燥，脏燥则精竭，筋脉不舒，因病痿躄。此五脏各有所恶之大略也。

脾喜燥而恶湿，多饮茶酒，则病湿痰；多卧湿地，则病风痹。肺喜温而恶寒，形寒饮冷，则病寒饮；风寒袭肺，皮毛不开，则病风湿。肾喜温恶水，水停胁下，则小便不利，不病腹满，即病腰痛。肝喜凉而恶热，血虚生燥，则病善怒，气上撞心（心为君主之官，无所谓喜，亦无所谓恶，其偶亦有病，亦不过他脏所牵及耳。心喜静而恶烦，人人皆然，但不在病情之中，故不述。）；血热伤络，则便脓血，此则五脏之气，随其所不喜为病之大略也。

要而言之，脾脏湿，故恶湿；肺脏凉，故恶寒；心脏热，故恶热；肾脏多水，故恶水；肝脏合胆火生燥，故恶燥，此脏气有余而为病者也。然发汗太过，脾精不濡，痉病乃作；肠胃燥实，肺热叶焦，乃生痿躄；心阳不振，则脉变结代；肾寒精冷，令人无子；肝脏血寒，则病厥逆。然则脏不足，又何尝不为病乎？究之治病当求其本，断无成迹之可拘。读《金匮》者，亦观其通焉可耳。

病者素不应食，而反暴思之，必发热也。

此三句当别为一节，古本与五脏病混而为一，以致不可解说。陈修园以为脏气为病气所变，直臆说耳。夫曰素不应食，原非素原不喜食，为始病本不欲食者言之耳。此证或出于病后，或出于病之将愈。盖病气之吉凶，原以胃气之有无为验。病固有表里证悉去，始终不能纳谷以致于死者，此固有胃则生无胃则死之明证也。但胃气之转，为病者生机，与脉伏之复出同，脉暴出者死，渐起者生，故胃气之转，亦以渐和为向愈，暴发为太过。夫胃主肌肉，常人过时忍饥，则瑟瑟恶寒。至饱食之后，肢体乃渐见温和，故厥阴篇有厥利欲食，食以素饼而发热者，即为不死之征。但病后胃火太甚，即有急欲得食，食已即发壮热，而病食复者，予于家人见之；亦有阳明燥热，饱食之后，以致累日不大便，一发热而手足拘挛者，予于沈松寿见之。此仲师劳复篇中所以用博棋大五六枚之大黄，《内经》治痿所以独取阳明也。

夫诸病在藏，此藏字当作藏匿之藏解，谓病藏匿在里也，非指五脏，学者其勿误。欲攻之，当随其所得而攻之，如渴者与猪苓汤。余皆仿此。猪苓汤方见《伤寒论》阳明篇，又见后消渴证中，以猪苓之利湿，所以通其小便，以阿胶之滋阴，所以解其渴，此猪苓汤所以为利小便而兼解其渴之神方也。攻其实而补其虚，惟仲师能深知其内情。

诸病在藏为里证，别于皮毛肌腠筋络言之，非谓五脏也。此节表明因势利导之治法，特借渴者与猪苓汤以起例，盖下利则伤津液而渴，加以小便不利水气在下，是当以利小便为急，然又恐甚其渴，与猪苓汤，则既解其渴，又利小便，此一举两得之术也。如伤寒转矢气，及宿食下利脉滑，可用大承气，亦此例也。

痉湿暍病脉证治第二

太阳病，发热，无汗，恶寒者，名曰刚痉。

太阳病，发热，汗出，而不恶寒，名曰柔痉。

此二条，说解详见《伤寒发微》。风寒外薄，血热内张，正与邪相争，故名刚痉；汗出表疏，正气柔弱，不与邪争，故名柔痉。

太阳病，发热，脉沉而细者，名曰痉，为难治。

此条见《伤寒论》。盖痉为津液枯燥之证，卫气不和于表，故发热；营气不足于里，故脉沉细。发热为标阳，脉沉细则为本寒，里气不温，则水寒不能化气。是当用栝蒌桂枝以解表，加熟附以温里，释详见《伤寒发微》，兹不赘。

太阳病，发汗太多，因致痉。

此条见《伤寒论》，释解具详《伤寒发微》，兹不赘。

夫风病，下之则痉，复发汗，必拘急。

风病，陈修园以为发热有汗之桂枝汤证，是不然。太阳病固自有先下之不愈，因复发汗，表里俱虚，其人因致冒，终以自汗解者。亦有下后气上冲，而仍宜桂枝汤者，亦有误下成痞、误下成结胸者，独发汗致痉之证为中风所希见。则所谓风者，其为风温无疑。夫风温为病，其受与中风同，所以别于中风者，独在阴液之不足，故脉浮自汗心烦脚挛急者，不可与桂枝汤，得汤便厥。所以然者，为其表阳外浮，里阴内虚，阴不抱阳，一经发汗，中阳易于散亡也。但此犹为证变之未甚也，更有脉阴阳俱浮、自汗出、身重、息鼾、言语难出之证，一经误下，即见小便不利、直视失溲；若火劫发汗，则瘛疭如惊痫。所以然者，里阴素亏，误下则在上之津液下夺，目系因之不濡；火劫则在里之津液外烁，筋脉因之不濡。津液本自不足，又从而耗损之，风燥乃益无所制，故上自目系，下及四肢，无不拘急，而痉病成矣。不然，本篇汗出发热不恶寒之柔痉，与伤寒"温病"条之不恶寒何其不谋而合乎？是知中风一证，津液充足者，虽误汗误下，未必成痉；惟津液本虚者，乃不免于痉也。

疮家虽身疼痛，不可发汗，汗出则痉。

此条见伤寒"太阳篇"。盖人之汗液，由卫气外出者属水分，由营气外出者属血分。身疼痛，原系寒凝肌腠，急当发汗以救表。惟疮家营分素亏，一经发汗，血液重伤，至于不能养筋，一身为之拘急，是亦投鼠不忌器之过也。夫病至无可措手，要当用药熏洗，使邪从外解，而不当任其疼痛，如浮萍、藁本、荆芥、薄荷、防风等味，俱可煎汤熏洗。但使略有微汗，疼痛当止。语详《伤寒发微》。

病者身热足寒，颈项强急，恶寒，时头热，面赤，目赤，独头动摇，卒口噤，背反张者，痉病也。若发其汗，其脉如蛇。

此条见《伤寒论》本篇面佚其后半节。"身热"至"恶寒"，为葛根汤证。"时头热"至"背反张"，为大承气汤证、语详《伤寒发微》。惟"发其汗"下，当有衍文。痉病之未成，原有属于太阳而当发汗者，惟已传阳明，燥气用事，一经发汗，即当见经脉强急。不当有寒湿相得，其表益虚，恶寒益甚之变，数语似属湿证脱文，不知者误列于此。陈修园明知阳邪用事，热甚灼筋，不当恶寒，犹为之含混强解，此亦泥古之过也。愚按：若发其汗其脉如蛇，独承上"时头热面赤"以下言之，非承上"身热足寒"证言之也。《内经》云：肝主筋。肝脏血虚生燥，则其脉弦急，后文所谓直"上下行"是也。发其汗，其脉如蛇，乃肝之真脏脉见，"五脏风寒积聚篇"所谓"肝死脉浮之弱，按之如索不来或曲如蛇行者死"是也。盖痉病脉本弦急，重发汗，则经脉益燥，直上下行之弦脉，一变而成屈曲难伸之状。脉固如此，筋亦宜然，一身之拘急可知矣。黄坤载以为即直上下行，非是。

暴腹胀大者，为欲解。脉如故，及伏弦者，痉。此节承上节言之，脉如故，即上之其脉如蛇也。

夫痉脉，按之紧如弦，直上下行。

痉病之成，始于太阳，而传于阳明。太阳水气，受阳明燥化，阴液消烁，筋脉乃燥。但阳明不从标本而从中气，容有一转而入太阴者，伤寒太阳篇"发汗后，腹胀满，厚朴生姜半夏甘草人参汤主之"，即此证也。痉病本由血少，统血之脾脏当虚，而复以发汗张其虚气，病乃转入太阴，而腹部虚胀。病机由表入里，筋脉不更受灼，故为欲解。惟下文脉如故，反伏弦，则殊不可通。沉弦则非曲如蛇行矣，何得云如故耶？按：此"反"字，当为"及"字，传写之误也。脉如故，即上节曲如蛇行之谓；沉弦，即下节直上下行。其所以屈曲如蛇者，为其脉中营气不足，汗后，阳气暴张，气欲行而血不从也；所以直上下行者，为血分热度增高，脉道流行，暴张而不和也。夫血少则筋燥，悬生物之筋于风中可证也；热血灼筋，则筋亦暴缩，投生物之肉于沸油中可证也。故痉病之作；由于筋之受灼，验之于脉，无不可知。血虚固伤筋，血热亦伤筋也。

痉病有灸疮，难治。

痉病为风燥伤筋之证，血虚不能养筋，而复加以灸疮，使其证属中风传来，则当用栝蒌根以生津，桂枝汤以发汗，然又恐犯疮家发汗之戒，故云难治。但里急于外，又不当先治灸疮。窃意先用芍药甘草加生地以舒筋，加黄芪防风以散风，外用圹灰年久者，调桐油以清热毒而生肌，其病当愈。陈修园《浅注》谓借用风引汤去桂枝干姜一半，研末煮服，往往获效。盖此方主清热祛风，揆之于理，当自可用。

太阳病，其证备，身体强，几几然，脉反沉迟，此为痉，栝蒌桂枝汤主之。

栝蒌桂枝汤方

栝蒌根_{二两} 桂枝_{三两} 芍药_{三两} 甘草_{二两} 生姜_{三两} 大枣十二枚

上六味，以水九升，煮取三升，分温三服，微汗。汗不出，食顷，啜热粥发之。

太阳病，其证备，则颈项强痛、发热、自汗、恶风之证也。身体强，几几，背强急而不能舒展，邪陷太阳经输也。自非将成痉证，则有汗之中风，脉宜浮缓，而不宜沉迟。夫痉脉伏弦，沉即为伏，迟为营气不足，此正与太阳篇无血尺中迟者同例。血不养筋，而见沉伏之痉脉，故以培养津液为主，而君栝蒌根，仍从太阳中风之桂枝汤，以宣脾阳而达营分，使卫与营和，汗出热清，筋得所养，而柔痉可以不作矣。

太阳病，无汗，而小便反少，气上冲胸，口噤不得语，欲作刚痉，葛根汤主之。

葛根汤方

葛根_{四两} 麻黄_{三两去节} 桂枝、甘草_炙、芍药各二两 生姜_{三两} 大枣十二枚

上七味，以水一斗，先煮麻黄葛根，减三升，去沫，纳诸药，煮取三升，去滓，温服一升，覆取微似

汗，不须啜粥，余如桂枝汤法将息及禁忌。

太阳病无汗，小便反少，气上冲，此与太阳篇下后气上冲，可与桂枝汤如前法同。惟筋脉强急，牙关紧而见口噤，风痰阻塞会厌而不得语，实为刚痉见端。以气上冲而用桂枝，此为太阳中风正治法。惟本证为风寒两感，寒冱皮毛，内阻肺气，故外见无汗，内则会厌隔阻，故本方于桂枝汤加麻黄，期于肌表双解。太阳经输在背，邪陷经输，久郁生燥，于是有背反张、卧不著席之变，故于肌表双解外，复加葛根，从经输达邪外出，而刚痉可以立解。所谓上工治未病也。按：此方本为太阳标热下陷经输而设，故加清热润燥上升之葛根，于背强痛者宜之。推原痉病所由成，以外风陷入太阳为标准，无论刚痉柔痉一也。柔痉起于中风，故用栝蒌桂枝汤。栝蒌蔓生上行，主清经络之热，功用与葛根同；刚痉之成，起于风寒两感，故用葛根汤。盖非风不能生燥，非风窜经输必不成痉，可以识立方方旨矣。

痉为病，胸满，口噤，卧不着席，脚挛急，必齘齿，可与大承气汤。

大承气汤方

大黄四两酒洗　厚朴半斤炙去皮　枳实五枚炙　芒硝三合

上四味，以水一斗，先煮枳朴，取五升，去滓，纳大黄煮二升，去滓，纳芒硝更上微火一两沸，分温再服，得下利，余勿服。

风燥入阳明之府，津液受灼，上膈乃有湿痰。痰阻胸膈，则胸满；风痰塞会厌，而阳热上灼，牙关之筋燥急，则口噤；背脊经输干燥，则卧不着席；周身筋液干而缩，故肢挛于下，齿齘于上。可与大承气汤，此亦急下存阴之义也。盖必泄其燥热，然后膈上之风痰，得以下行，周身筋脉，亦以不受薰灼而舒矣。下后弃其余药者，正以所急在筋脉，非燥矢宿食可比，故不曰宜而曰可与。独怪近世儿科，既不识痉病所由来，而概名为惊风，妄投镇惊祛风之药，杀人无算，为可恨也。

太阳病，关节疼痛而烦，脉沉而细者，此名中湿，亦名湿痹。湿痹之候，小便不利，大便反快，但当利其小便。

前篇曰湿流关节，又曰湿伤于下，盖太阳病汗出不彻，由腠理流入肢节空隙，因病酸疼，是为历节所由起。阳气为寒湿所遏故内烦。脉之沉细，在痉病为寒水在下不能化气，湿病亦然。湿者，水及膏液合并，滞而不流，若痰涎然。下焦垢腻，故小便不利。水道壅塞不通，溢入回肠，故大便反快。大便有日三四行，而饮食如故者，是宜五苓散倍桂枝，但得阳气渐通，而小便自畅，大便之溏泄，固当以不治治之。余解详《伤寒发微》，不赘。

湿家之为病，一身尽疼，发热，身色如薰黄也。

湿家之病，起于太阳寒水，表汗不出，则郁于肌理，而血络为之不通。一身尽疼者，寒湿凝冱肌腠也。此证始则恶寒，继则发热，终则湿热蕴蒸，而身色晦暗如薰黄。湿证小便不利，大率以麻黄加术为主方，师所以不出方治者，要以病变多端，随病者之体温为进退。血分温度不足，易于化寒；温度太高，易于化燥。未可执一论治也。说解详《伤寒发微》。

湿家，其人但头汗出，背强，欲得被覆向火。若下之早，则哕，或胸满，小便不利。舌上如胎者，以丹田有热，胸上有寒，渴欲得饮而不能饮，则口燥烦也。

但头汗出，约有二端：阳热之证，阴液内竭，则但头汗出；寒湿之证毛孔闭塞，则亦但头汗出。寒湿郁于经输，故背强（此与太阳病之项背强同）。寒冱皮毛，内连肌肉，恶寒甚者，遂欲得被向火（此与太阳伤寒同），此时正宜麻黄加术汤以发其汗，使水气外达，中气化燥。不得已而后下，然下之太早，水气太甚，随药内陷，与人体之膏液并居，留于上膈，则病寒呃胸满；陷于下焦，则滋腻之湿，阻于水道，小便为之不利。此证寒湿在上，郁热在下，故有时渴欲饮水，水入口而不能咽。仲师不立方治，陈修园补用黄连汤，语详《伤寒发微》。

湿家，下之，额上汗出，微喘，小便利者，死；若下利不止者，亦死。

湿与水异，水可从小便去，而湿不可去，水清而湿浊也；湿与燥反，燥结者易攻，而湿不可攻，燥易去而湿粘滞也。故下之而湿流上膈，故有胸满小便不利之变。但此犹易为治也，至下后阳气上脱，至于额上汗出如珠，微喘而气咻咻若不续，阴液下脱，而小便反利，或下利不止，疾乃不可为矣。按：伤寒阳明证，于下法往往慎重者，亦以太阳之传阳明，下燥不胜上湿，恐下后利遂不止也。否则宿食下利脉滑者，犹当用大承气汤，何独于阳明证而反不轻用乎？

风湿相抟，一身尽疼痛，法当汗出而解，值天阴雨不止，医云此可发其汗，汗之病不愈者，何也？盖发其汗，汗大出者，但风气去，湿气在，是故不愈也。若治风湿者，但微微似欲汗出者，风湿俱去也。

太阳病，发汗后，或自汗，风邪乘之，毛孔闭塞，汗液之未尽者，留著肌理成湿，一身肌肉尽痛，是为风湿相抟。此证本应发汗，与太阳伤寒之体痛同，后文麻黄加术汤，麻黄杏仁薏苡甘草汤，其主方也。以麻黄之发汗，白术薏苡之去湿，本期风湿俱去，然适当天时阴雨，病必不去。药可与病气相抵，而地中之湿，与雨中之寒决非药力所能及，故虽发汗，病必不愈。说解详《伤寒发微》。

湿家，病身上疼，发热，而黄而喘，头痛鼻塞而烦，其脉大，自能饮食，腹中和，无病。病在头中寒湿，故鼻塞，内药鼻中则愈。

湿家身上疼，非一身尽疼之比。风湿在皮毛，故发热。湿郁则发黄，湿在上体故面黄，肺气不宣故喘。头痛鼻塞，风湿入脑之明证也，惟纳药鼻中则愈，仲师未出方治，予每用煎药薰脑之法，倾药于盆，以布幕首薰之，汗出则愈。详《伤寒发微》，头痛甚者加独活。

湿家，身烦疼，可与麻黄加术汤，发其汗为宜。慎不可以火攻之。

麻黄加术汤方

麻黄三两去节　桂枝二两　甘草一两　白术四两　杏仁七十个去皮尖

上五味，以水九升，先煮麻黄，减二升，去上沫，内诸药，煮取二升半，去滓，温服八合，覆取微汗。

太阳寒水，发于外者为汗，壅阻皮毛之内即成湿。故太阳伤寒，皮毛不开，无汗恶寒发热体痛者，宜麻黄汤以汗之；湿家发热身疼者，宜麻黄加术汤以汗之，加术者，所以去中焦之湿也。盖水湿凝冱肌肉，血络停阻，乃病疼痛。痈疽之生，患处必先疼痛者，血络瘀结为之也。故欲已疼痛者，必先通其不通之血络，阴疽之用阳和汤，亦即此意。若急于求救，而灼艾以灸之，断葱以熨之，或炽炭以薰之，毛孔之内，汗液被灼成菌，汗乃愈不得出，而血络之瘀阻如故也。况火劫发汗，汗泄而伤血分，更有发黄、吐血、衄血之变乎？

病者，一身尽疼，发热，日晡所剧者，此名风湿。

此病伤于汗出当风，或久伤取冷所致也，可与麻黄杏仁薏苡甘草汤。

麻黄杏仁薏苡甘草汤方

麻黄半斤　杏仁十个去皮尖　薏苡半两　甘草一两炙

上剉麻豆大，每服四钱匕（匕者，茶匙也；四钱匕者，四茶匙也）。水一盏半，煎八分，去滓温服。有微汗，避风。

一身尽疼，为寒湿凝沍肌理，血络阻滞作痛，若阴疽然，前文已详言之。发热者，寒湿外闭，血分之热度，以阻遏而增剧也。日晡所为地中蒸气上腾之时，属太阴湿土，故阳明病欲解时，从申至戌上。所以解于申至戌上者，为热盛之证，当遇阳衰阴盛而差也。明乎此，可知申至戌上为太阴主气，湿与湿相感，故风湿之证，当日晡所剧。究病之所由成，则或由汗出当风，或由久伤取冷。《内经》云：形寒饮则伤肺。肺主皮毛，务令湿邪和表热，由皮毛一泄而尽，其病当愈。师所以用麻黄汤去桂枝加薏苡者，是以薏苡能去湿故也。

风湿，脉浮身重，汗出恶风者，防己黄芪汤主之。

防己黄芪汤方

防己一两　甘草炙半两　白术七钱半　黄芪一两一分

上剉麻豆大，每抄五钱匕，生姜四片，大枣一枚，水盏半，煎八分，去滓温服。喘者，加麻黄半两；胃中不和者，加芍药三分；气上冲者，加桂枝三分；下有陈寒者，加细辛三分。服后当如虫行皮中，自腰下如冰，后坐被上，又以一被绕腰下，温令微汗差。

脉浮为风，身重为湿，汗出恶风，为表气虚，而汗出不畅，此亦卫不与营和之证。防己泄热，黄芪助表气而托汗畅行，白术灸甘草补中气以胜湿，此亦桂枝汤助脾阳俾汗出肌腠之意也。（按：本条方治下所列如虫行皮中云云，殊不可通。此证本非无汗，不当云服药后令微汗差，谬一；本方四味俱和平之剂，非责汗猛剂，何以服之便如虫行皮中，且何以腰下如冰冷，谬二；且阳明久虚无汗，方见虫行皮中之象，为其欲汗不得也，何以服汤后反见此状，谬三。此必浅人增注，特标出之。）

伤寒八九日，风湿相抟，身体疼烦，不能自转侧，不呕不渴，脉浮虚而涩者，桂枝附子汤主之。

桂枝附子汤方

桂枝四两　附子三枚炮去皮破八片　生姜三两切　甘草二两灸　大枣十二枚擘

上五味，以水六升，煮取二升，去滓，分温三服。若大便坚，小便自利，去桂加白术汤主之。

白术附子汤方

白术一两　附子一枚炮去皮　甘草二两灸　生姜一两半　大枣六枚

上五味，以水三升，煮取一升，去滓，分温三服。

一服觉身痹，半日许再服。三服都尽，其人如冒状，勿怪，即是术附并走皮中，逐水气，未得除故耳。

此条见太阳篇，说解详《伤寒发微》。于不呕不渴及大便坚小便自利二证，辨析至为明了，兹特举其未备者言之。桂枝附子汤，为阳旦汤变方，而要有差别。阳旦之证，表阳盛而营血未为湿困，故加桂以助芍药之泄营；此证脉见浮虚而涩，表阳已虚，营血先为湿困，故但加熟附以温里，以营虚不可泄，而去疏泄营气之芍药。阳旦所以用生附者，所以助里阳而泄在表之水气也；此用熟附三枚者，所以助表阳而温化其湿也。彼为表实，此为表虚也。顾同一风湿相抟、身体疼烦、不能转侧、不呕不渴之证，何以大便燥小便自利者，便须加白术而去桂枝？加术为去湿也，大便坚小便自利，似里已无湿，而反加白术；身烦疼不能自转侧，似寒湿独留于肌腠，而反去解肌之桂，此大可疑也。不知不呕不渴，则大便之坚，直可决为非少阳阳明燥化；小便自利，则以阳气不行于表，三焦水道，以无所统摄而下趋也。盖此证小便色白，故用附子以温肾；湿痹肌肉，故加白术以扶脾。但使术附之力，从皮中运行肌表，然后寒湿得从汗解。津液从汗后还入胃中，肠中乃渐见润泽，大便之坚，固当以不治治之。

附服白术附子汤后见象解：

《商书》云：若药勿冥眩，厥疾弗瘳。旨哉言乎。篇中大剂每分温三服，独于白术附子汤后，详言一服觉身痹。痹者，麻木之谓。凡服附子后，不独身麻，即口中额上俱麻，否则药未中病，即为无效，子当亲验之。继之日三服都尽，其人如冒状，勿怪，即术附并走皮中，水气未得除故耳。夫所谓冒者如中酒之人，欲呕状，其人头晕眼花，愦愦无可奈何，良久朦胧睡去，固已溃然汗出而解矣，此亦余所亲见。独怪今之病家，一见麻木昏晕，便十分悔恨，质之他医，又从而痛诋之，即病者已愈，亦称冒险。吾不知其是何居心也。

风湿和抟，骨节疼烦掣痛，不得屈伸，近之则痛剧，汗出短气，小便不利，恶风不欲去衣，或身微肿，甘草附子汤主之。

甘草附子汤方

甘草二两炙 附子二枚炮去皮 白术二两 桂枝四两

上四味，以水六升，煮取三升，去滓，温服一升，日三服，初服得微汗则解。能食，汗出复烦者，服五合。恐一升多者，宜服六七合为妙。

此与上节并见太阳篇，于《伤寒发微》中言之已详，兹复略而言之。盖水与湿遇寒则冰，遇热则融，此理之最易明者也。风湿相抟，至于骨节疼烦掣痛不得屈伸，近之则痛剧，此可见寒湿流入关节，表里气血隔塞不通（此与疮疡作痛略同，盖气血以不通而痛也），不通则痛。此证暴发为湿，积久即成历节，汗出短气，亦与历节同。湿犹在表，故恶风不欲去衣，或身微肿。不似历节之纯里证。风阳引于外，故小便不利。惟证情与历节同源。故方治亦相为出入。甘草附子汤，用甘草白术桂枝，与桂枝芍药知母同；用熟附子二枚，与乌头五枚炙草三两。惟一身微肿，似当用麻黄以发汗，仲师弃而不用者，正以湿邪陷入关节，利用缓攻也。否则发其汗而大汗出，风去而湿不去，庸有济乎？

太阳中暍，发热恶寒，身重而疼痛，其脉弦细芤迟，小便已，洒洒然毛耸，手足逆冷，小有劳，身即热，口开，前板齿燥。若发其汗，则恶寒甚；加温针，则发热甚；数下之，则淋甚。

中暍系在太阳，则伏气之说，正当不攻自破。发热恶寒，似伤寒；身重疼痛，似风湿；小便已洒洒然毛耸，手足逆冷，又似表阳大虚。所以有此见象者，夏令天气郁蒸，汗液大泄，则其表本虚，表虚故恶寒；感受天阳，故发热；加以土润溽暑，地中水气上升，易于受湿，湿甚，故身重而体痛。小便已，洒洒然毛耸者，暑令阳气大张，毛孔不闭，表虚而外风易乘也。所以手足逆冷者，暑湿郁于肌肉，脾阳顿滞，阳气不达于四肢也。是证营卫两虚，卫虚故脉见弦细，营虚故脉见芤迟。小有劳，身即热，口开，前板齿燥，此证要属阴虚。卫阳本虚之人，发汗则卫阳益虚，故恶寒甚；阴虚之人而加温针，故发热甚；营阴本虚之人，下之则重伤其阴，故淋甚。此证忌汗下被火，与太阳温病略同。但彼为实证，故汗下被火后，多见实象；此为虚证，故汗下温针后，多见虚象。要之为人参白虎竹叶石膏诸汤证，固不当以形如伤寒，妄投热药也。

太阳中热者，暍是也。汗出恶寒，身热而渴，白虎加人参汤主之。

白虎加人参汤方

知母六两　生石膏一斤碎绵裹　甘草二两炙　粳米六合　人参三两

上五味，以水一斗，煮米熟汤成去滓，温服一升，日三服。

暴行烈日之中，则热邪由皮毛入犯肌腠，于是有太阳中热之病。外热与血热并居，则身热而汗出；暑气内伤，胃液旁泄为汗，则胃中燥热，因病渴饮；寒水黏滞，卫阳不固皮毛，故表虚而恶寒。陈修园谓太阳以寒为本，虽似相去不远，究不免失之含混。此证用人参白虎汤，与太阳篇口燥渴心烦微恶寒同，然则本条所谓恶寒，与伤寒中风之恶寒甚者，固自不同也。

太阳中暍，身热疼重，而脉微弱，此以夏月伤冷水，水行皮中所致也，一物瓜蒂汤主之。

瓜蒂汤方

瓜蒂二十个

上剉，以水一升，煮取五合，去滓顿服。

夏令地中水气随阳上蒸，是为暑。暑者，湿热相抟之动气也。此气不著于人体则已，著于人体，无有不身热疼痛者，以有热复有湿也。但此证脉常浮大。所以然者，以血受阳热蒸化，脉道中热度必高，高者脉大。有表热而病气在肌肉，属太阳部分之第二层，与中风同。其脉当浮，而反见微弱之脉者。是非在浚寒泉恣其盥濯，或者中宵露处，卧看星河，皮中汗液未出者，乃一时悉化凉水，此即心下有水气之水，不由外入。水渍皮中，因病疼重；暴感阳热，转被郁陷，因病身热。瓜蒂苦洩，能发表汗，汗出热洩，其病当愈。《伤寒发微》中附列治验，兹不赘述。予意浮萍煎汤薰洗，亦当有效，他日遇此证，当试验之。

百合狐惑阴阳毒病脉证治第三

论曰：百合病者，百脉一宗，悉致其病也。意欲食，复不能食，常默然，欲卧不能卧，欲行不能行，饮食或有美时，或有不欲闻食臭时，如寒无寒，如热无热，口苦，小便赤，诸药不能治，得药则剧吐利，如有神灵者，身形如和，其脉微数。每尿时头痛者，六十日乃愈；若尿时头不痛，淅淅然者，四十日愈；若尿快然，但头眩者，二十日愈。其证或未病而预见，或病四五日而出。或二十日或一月后见者，各随证治之。

百合之病，余未之见，然意则可知。仲师以百脉一宗，悉致其病为提纲，即可知其病在肺。盖饮食入胃，由脾阳运行上承于肺，肺乃朝百脉而输精皮毛，百脉精液得以沾溉而不燥者，肺为水之上源，足以贯输而不竭也，故肺主一身治节，而独为五脏主。肺主皮毛，过于发汗，则肺液由皮毛外泄，而水之上源一竭；肺与大肠为表里，过于攻下，则太阳寒水由大肠下陷，而水之上源再竭；咽为食管，喉为气管，并接会厌，吐之太过，则胃液竭而肺液亦伤，而水之上源三竭。三者之中，苟犯其一，则肺必燥。肺燥则无以滋溉百脉，而百脉俱病，加以肺阴虚耗，病延血分，阴络内伤，肠中败血瘀阻，或由上源虚耗，胃中生燥，因病渴饮，或久渴不愈如消渴状。况肺阴一虚，易生内热；水泽不降，虚阳外浮，是生表热。病情不同，皆当以补肺之百合为主治之方药，此百合病之大略，可由方治而揣测者也。肺阴不濡，则浊气不降，清气不升，诸脏之气，悉为顿滞。是故胃气顿滞，则欲食不能食，意兴萧索，百事俱废，故常默然；且肺阴不降，胆火上逆，因病烦燥，故欲卧不能卧，欲行不能行；肺阴虽伤，胃气尚存，故饮食或有美时；然以筋脉懈弛，不能动作，中脘易于停顿，故或有不欲闻食臭时；肺主皮毛，肺阴伤则卫阳不能卫外，微觉恶风，故似寒无寒；津液不濡皮毛，时苦干燥，故如热无热；口苦者，肺阴不能滋溉中脘而胆胃燥也；小便赤者，水之上源不足而下焦热郁也。溺时头痛者，水液下洩，郁热上冲于脑也。冲激不甚，则太阳穴经脉跳动，而但见淅淅然似痛非痛小便畅适；但有浮阳上冒，而病头眩，则其病更轻。若不知其肺阴之虚，而误投药剂，热药入口即吐，为其阴虚而内热也；凉药入胃即利，为其初无实热也。所谓如有神灵者，正如《左氏传》所云晋侯梦二竖，居膏之上，肓之下，药所不能攻，针所不能达，使良医无能为力也。但病者身形虽如微和，其脉必见微数。微数者，肺阴亏而水之上源不足以溉五脏而濡百脉，五脏热郁而经脉俱燥也。故此证但补肺阴，而诸恙不治当愈。譬之发电总机一开，而万灯齐明万机齐动，所谓伏其所主也。此证或未病而见者，肺有先虚也；或既病而见者，肺阴因病而虚也；或二十日一月后见者，则药误也。所以致此病者不同，故治法亦略有差别。此证大抵出于失志怀忧之人，平时本郁郁不乐，以致此病一发，行住坐卧饮食，不能自主，若有鬼物驱遣之者，口中喃喃，时欲速死，又如前生怨鬼索命。世无良医，无怪乡愚病此，召幽灵而女巫唱秋坟之鬼曲，设醮坛而道士擅司令之淫威，未收愈疾之功，而已室如悬磬矣。哀哉。

百合病，发汗后者，百合知母汤主之。

百合知母汤方

百合七枚擘　知母三两

上先以水洗百合，渍一宿当白沫出，去其水，别以泉二升，煎取一升，去滓，别以泉水二升煎知母，取一升，后合煎一升五合，分温再服。

百合病，下之后者，百合滑石代赭汤主之。

百合滑石代赭汤方

百合七枚擘　滑石三两碎绵裹　代赭石如弹丸大一枚碎绵裹

上先煎百合如前法，别以泉水二升，煎滑石代赭取一升，去滓后合和重煎，取一升五合，分温再服。

百合病，吐之后者，百合鸡子汤主之。

上先煎百合如前法，纳鸡子黄搅匀，煎五分温服。

百合病，不经吐下发汗，病形如初者，百合地黄汤主之。

百合地黄汤方

百合七枚擘　生地黄汁一升

上先煎百合如前法，内地黄汁煎取一升五合，分温再服，中病勿更服。大便当如漆。

太阳寒水，由三焦下达膀胱为尿，由肾阳蒸化膀胱，外出皮毛为汗，故尿与汗为一源。寒水下陷，轻则为蓄水，重则为蓄血。汗之由肺出皮毛者，属水分；由脾出肌腠者，属血分，故血与汗为同体。营为血之精，行于脉中；卫为水之精，行于脉外。人一身之水，藉血热而化气，故肌腠孙络温而后皮毛固；一身之血，得水液而平燥，故三焦水道通而后血海濡。今以方治为标准，可知病之轻重。汗伤肺阴者，治以百合知母汤，但滋肺阴已足；下后水液下出大肠，由腑病累及脏阴，湿热逗留为病，则治以百合滑石代赭汤；吐后液亏阳气上冒，累及主脉之心脏，而怔忡不宁，或至不能卧寐，则治以百合鸡子黄汤，此其易知者也。惟不经吐下发汗，而见百脉俱病，自来注家，未有知其病由者。陈修园知其病在太阳，不能从伤寒太阳篇悟到太阳之变证；黄坤载识为瘀浊在里，不能定瘀浊之名，识病而不能彻底，非所以教初学也。予以为此证直可决为太阳标热内陷蒸成败血之证，故方治用百合七枚以清肺，用生地黄汁一升以清血热（一升约今一大碗，须鲜生地半斤许）。血热得生地黄汁之清润，则太阳标热除，败血以浸润而当下，观其分温再服，大便如漆可为明证矣。

按：肠中本无血，惟热郁蒸腐经络乃有之，此亦利下脓血之类，观于病蓄血者大便必黑，于此证当可了解。

百合病，一月不解，变成渴者，百合洗方主之。

百合洗方

百合一升，以水一斗，渍之一宿，以洗身，洗已，食煮饼，勿以咸豉也。

病至一月不解，则肺阴伤于里而皮毛不泽，脾阳停于里而津液不生，内外俱燥，遂病渴饮。此非水气停蓄，阻隔阴液而不能上承，不当用猪苓之方治之。仲师主以百合洗方，洗已，食以不用咸豉之蒸饼，其意与服桂枝汤后之啜热粥略同。盖食入于胃，营气方能外达，与在表之卫气相接，然后在表之药力，乃得由皮毛吸入肺脏，而燥热以除，所谓营卫和则愈也。其不用咸豉，以百脉既病，不当走血故也。

百合病，渴不解者，栝蒌牡蛎散主之。

栝蒌牡蛎散方

栝蒌根、牡蛎熬等分

上为细末，饮服方寸匕，日三服。

百合洗方，所以润肺主之皮毛，以肺脏张翕之气，原自与皮毛之张翕相应，易于传达。譬之百川赴海，一区所受，万派同归。又惧其未也，更食煮饼以助脾阳，使里气外出，引药力内渍肺脏，而其渴当差。其不差者，必浮阳上升，肺脏之受灼特甚也。栝蒌根清润生津，能除肺胃燥热而濡筋脉，观柔痉用栝蒌桂枝汤可知；牡蛎能降上出之浮阳，观伤寒柴胡龙牡救逆汤可知。合二味以为主治，既降浮阳，又增肺液，渴有不差者乎？然必杵以为散者，则以病久正气不支，药当渐进也。试观久饥之人，骤然饱食则死，徐饮米汤则生，可以知用药之缓急矣。

百合病，变发热者，百合滑石散主之。

百合滑石散方

百合一两炙　滑石三两

上二味为散。饮服方寸匕，日三服。当微利者止服，热则除。

人体之腑脏，清阳内涵则凉，浊阴内蕴则热。伤寒传阳明，由于胃浊失降，其明证也。百合病内脏虽燥，其初固无表热，变热者，久郁而生热也、此证阳气与阴液俱虚，肠胃初无宿食，欲去郁热，三承气汤俱非所宜，白虎竹叶石膏虽能清热，而不能疏其瘀滞。仲师立方，用百合滑石散，滑石剂量三倍于百合，百合以润燥，滑石以清热。石质重滞，取其引热下行，但使服后微利，其热当除。所以用散者，亦因病久正虚，不宜汤剂也。

百合病，见于阴者，以阳法救之；见于阳者，以阴法救之。见阳攻阴，复发其汗，此为逆；见阴攻阳，乃复下之，此亦为逆。

见于阳者，以阴法救之，盖统上七节言之。水液不足，卫阳大伤，故曰见于阳；养阴泄热，故曰以阴法救之。百合病为似病非病之证，所谓见于阴者以阳法救之，本篇既不列病状，又无方治，读《金匮》者，不无疑窦。不知肺阴既伤，阳气外浮，故用百合养其肺阴，若营阴不达，当以扶助脾阳主治，即不当用百合，且不得谓之百合病矣，岂能更列于本篇乎？

按：太阳篇云：病人脏无他病，时发热自汗出而不愈者，此卫气不和也，先其时发汗则愈，宜桂枝汤。此证卫强营弱，营为阴，故曰见于阴；桂枝汤能振脾阳，故曰以阳法救之。若夫阳浮于外，复发汗以伐里阴，阳乃益无所制；阴盛于里，复下之以伤中阳，阴乃浸成寒中，故皆为逆也。

狐惑之为病，状如伤寒，默默欲眠，目不得闭，卧起不安。蚀于喉为惑，蚀于阴为狐。不欲饮食，恶闻食臭，其面目乍赤乍黑乍白，蚀于上部则声嗄，甘草泻心汤主之。蚀于下部则咽干，苦参汤洗之。蚀于肛者，雄黄薰之。

甘草泻心汤方

甘草四两炙　干姜、黄芩各三两　半夏半升　黄连一两大枣十二枚上七味，以水一斗，煮取六升，去滓再煎取三升，温服一升，日三服。

苦参汤方

苦参一升

以水一斗，煎取七升，去滓，薰洗，日三。

雄黄薰法

雄黄一味为末，筒瓦二枚合之，烧，向肛薰之。

狐，淫兽也。《诗》有"孤绥绥"，为寡妇欲嫁鳏夫而作。《左氏春秋》，秦人卜与晋战，共系曰：千乘三去，三去之余，获其雄狐。占之曰：夫狐蛊，必其君也。盖晋惠公蒸于贾君，有人欲而无天理，故秦人以狐名之，此可证狐为淫病矣。又"晋侯有疾"篇，有"晦淫惑疾"之文。下文申之曰：夫女，阳物而晦时，淫则有内热惑蛊之疾。内热为女劳疸，惑蛊为二证，惑即本篇虫蚀之证，蛊则聚毒虫于瓮，令自相食，或用虾蟆或用蜈蚣，最后存其一，即为蛊。相传南方有此术，妇人于其所爱者将行，以蛊灰暗投饮食中，约期不至，即毒发而死。《左氏传》以三证并称，又可证惑为淫病矣。以理断之，直今之梅毒耳，盖阴阳二电，以摩擦生火，重之以秽浊虫生，遂成腐烂。蚀于喉为惑，蚀于阴为狐，不过强分病名，而其实则一。

按：此证先蚀于阴，阴蚀已，则余毒上攻而蚀于喉，并有蚀于鼻者，俗谓之"开天窗"，譬之郁伏之火冒屋而出也。鼻烂尽，其人可以不死。蚀于上部则声嗄，会厌穿也。蚀于下部则咽干，火炎上也。惟蚀于肛者甚少。或者其娈童欤？世所称"龙阳毒"，盖即指此。所以状如伤寒者，以头痛言也，毒发于宗筋，则其热上冲于脑而病头痛，俗谓之"杨梅风"，宜水磨羚羊角以抑之。所以默默欲眠，起则头眩者，小便数而痛剧也（或用车前草汁饮之，间有小效）。所以目不得闭，卧起不安者，昼夜剧痛，欲卧而不得也。所以不欲饮食，恶闻食臭者，小便结于前，故不欲饮；大便闭于后，故不欲食；浊阴不降，中气顿滞，故恶闻食臭。热毒攻于上，故面目乍赤；脓血成于下，故面目乍黑；营气既脱，加以剧痛，故面目乍白。以仲师方治孝之，狐惑之为虫病，灼然无可疑者。苦参味苦性寒，兼有杀虫功用也。雄黄末薰肛蚀，亦以雄黄功用，去毒而兼能杀虫也。然则蚀于上者，何不用杀虫之品？曰病起于下，虫即在下，蚀于喉，不过毒热上攻耳，此与厥阴证之口伤烂赤同，故重用解毒之甘草为君，半夏黄连以降之，黄芩以清之，恐其败胃也，干姜以温之，人参、大枣以补之，其不用杀虫之药者，口中固无虫也。陈修园不知此证之为梅毒，乃至欲借用乌梅丸，夫谁见乌梅丸能愈梅毒者乎？亦可笑已。

病者脉数，无热微烦，默默但欲卧，汗出，初得之三四日，目赤如鸠眼，七八日，目四眦黑，若能食者，脓已成也，赤豆当归散主之。

赤豆当归散方

赤小豆<small>三升浸令芽出曝干</small> 当归<small>十两</small>

上二味，杵为散，浆水服方寸匕，日三服。

文曰：脉数无热微烦，但欲卧汗出。夫无热脉数，此为肠中有痈，自汗出为脓未成，肠痈条下已历历言之，惟痈将成之状，"疮痈"篇初无明文。此云"初得之三四日，目赤如鸠眼"，内热蕴蒸之象也；又云"七八日目四眦黑，若能食者，脓已成也"，目四眦黑，为内痈已腐，而败血之色外见。此当是"疮痈篇诸痈肿"节后脱文，传写者误录于此。赤豆当归散治肠中所下之近血，则此条当为肠痈正治。妇人腹中痛用当归散，亦以其病在大肠而用之。可见本条与狐惑篇阴阳毒绝不相干，特标出之，以正历来注家之失。

阳毒之为病，面赤，斑斑如锦纹，咽喉痛，吐脓血，五日可治，七日不可治，升麻鳖甲汤主之。

阴毒之为病，面目青，身痛如被杖，咽喉痛，五日可治，七日不可治，升麻鳖甲汤去雄黄蜀椒主之。

升麻鳖甲汤方

鳖甲<small>手指大一片炙</small> 雄黄<small>半两研</small> 升麻、当归、甘草各二两 蜀椒<small>炒去汗一两</small>

上六味，以水四升，煮取一升，顿服之，老小再服，取汗。《肘后》《千金方》阳毒用升麻汤，无鳖甲，有桂；阴毒用甘草汤，无雄黄。

邪之中人，血热炽盛为阳，血寒凝涩为阴，此不难意会者也。然则阴阳毒二证，虽未之见，直可援症状而决之。阳毒为阳盛之证，热郁于上，故面赤斑斑如锦纹；热伤肺胃，故吐脓血。阴毒为凝寒之证，血凝而见死血之色，故面目青；血凝于肌肉，故身痛如被杖。二证皆咽痛者，阳热薰灼固痛，阴寒凝阻亦痛，咽痛同而所以为咽痛者不同。以方治论，则阳毒有虫，阴毒无虫。譬之天时暴热，则蛰虫咸仰；天时暴寒，则蛰虫咸俯。盖不独阳毒方治有杀虫之川椒雄黄，而阴毒无之，为信而有征也。方中升麻，近人多以为升提之品，在《本经》则主解百毒，甘草亦解毒，此二味实为二证主要。鳖甲善攻，当归和血，此与痈毒用炙甲片同，一以破其血热，一以攻其死血也。又按《千金方》阳毒升麻汤无鳖甲有桂，阴毒甘草汤无雄黄。以后文"水四升，煮取一升，顿服取汗"观之，似升麻鳖甲汤中原有桂枝，后人传写脱失耳。

疟病脉证并治第四

师曰：疟脉自弦，弦数者多热，弦迟者多寒，弦小紧者下之差，弦迟者可温之，弦紧者可发汗针灸也，浮大者可吐之，弦数者风发也，以饮食消息止之。

弦为少阳之脉，此尽人之所知也。然疟病何以属少阳，则以手少阳三焦寒水不得畅行皮毛之故。究其病由，厥有数因。人当暑令，静处高堂邃宇，披襟当风，则汗液常少，水气之留于皮毛之里者必多，秋风一起，皮毛收缩，汗液乃凝冱于肌理，是为一因。劳力之人，暑汗沾渍，体中阳气暴张，不胜烦热，昼则浴以凉水，夜则眠当风露，未经秋凉，皮毛先闭，而水气留著肌理者尤多，是为二因。又或秋宵苦热，骤冒晓凉，皮毛一闭，水气被遏，是为三因。三因虽有轻重之别，而皮里膜外并留水气，故其脉皆弦。痰饮之脉必弦者，由其有水气故也。太阳寒水痹于外，一受秋凉，遂生表寒；营血受阻，与之相抗，是生表热，故有寒热往来之变。惟水气轻者，随卫气而动，休作日早，其病易愈；水气重者，随营血内伏，休作日晏，其病难愈。血热内张，故脉弦数而多热；水寒外胜，故脉弦而多寒。长女昭华治多热者，用小柴胡汤加石膏知母；治多寒者，则加干姜桂枝。此本孙氏《千金方》，每岁秋间，治愈者动至数十人，足补仲师方治之缺。至如弦小紧者下之差，或不尽然，所谓小紧者，或即温疟其脉如平之谓。盖温疟之为病，但热不寒，即寒亦甚微，渴饮恶热，不胜烦苦。本属阳明热证，用桂枝白虎汤后，表虽解，而腹及少腹必胀痛，即不痛，亦必大便不行。予尝治斜桥一妊妇，先病温疟继病腹痛，先用桂枝白虎汤，愈后，继以腹痛下利，用大承气汤而愈。后治一年近不惑之老人亦然。可见下之而差，为温疟言之。辛未六月，浦东门人吴云峰患间日疟，发则手足挛急麻木，口苦吐黄水，午后热盛谵语，中夜手足不停，脉滑数而弦，用大柴胡汤下之，一剂而差。此可证当下之疟脉，不定为弦小紧矣。迟为血寒，故弦迟者可温之。弦紧为太阳伤寒之脉，水气留著皮毛，故可发汗；留著肌腠，故可针灸。浮大之脉，阳气上盛，证当自吐，不吐则其胸必闷，故可用瓜蒂赤小豆散以吐之。至谓弦数者为风发，证状未明，以理断之，大约风阳暴发，两手拘挛，卒然呕吐，若吴生之证。所谓以饮食消息止之者，不过如西瓜汁芦根汤绿豆汤之类，清其暴出之浮阳，然究不如大柴胡汤，可以剔除病根也。惟此证病后胃气大伤，饮食少进，当以培养胃气为先务，此又不可不知耳。

病疟结为癥瘕，如其不差，当云何？师曰：此名疟母，急治之，以月一日发，当十五日愈，设不差，当月尽解，宜鳖甲煎丸。

鳖甲煎丸方

鳖甲十二分炙　乌扇三分烧即射干　黄芩三分　柴胡六分　鼠妇三分煮　干姜、大黄、桂枝、石苇去毛、厚朴、紫葳即凌霄、半夏、阿胶各三分　芍药、牡丹去心、蟅虫各五分　葶苈、人参各一分　瞿麦二分　蜂巢四分炙　赤硝十二分　蜣螂六分熬　桃仁二分去皮尖研

上二十三味为末，取煅灶下灰一斗，清酒一斛五升浸灰。俟酒尽一半，着鳖甲于中，煮令泛滥如胶漆，绞取汁。纳诸药煎为丸，如梧子大，空心服七丸，日三服。《千金方》用鳖甲十二片，又有海藻三分，大戟一分，无鼠妇赤硝二味。

病疟之由，不外寒热，早用加减小柴胡汤，何至十五日一月而始愈。况一月不差，结为癥瘕之说，尤不可信，此传写之误也。疟母之成，多在病愈之后，岂有疟未差而成疟母者？此痞或在心下，或在脐下，大小不等，惟鳖甲煎丸方至为神妙，或半月而消尽，或匝月而消尽。予向治朱姓板箱学徒，及沙姓小孩亲验之。盖此证以寒疟为多，胎疟亦间有之，他疟则否。北人谓疟为脾寒，南人谓无痰不成疟，二者兼有之。脾为统血之脏，脾寒则血寒，脾为湿脏，湿胜则痰多，痰与血并，乃成癥瘕。方中用桃仁蟅虫蜣螂鼠妇之属以破血，葶苈以涤痰，君鳖甲以攻痞，而又参用小柴胡汤以清少阳，干姜桂枝以温脾，阿胶芍药以通血，大黄厚朴以调胃，

赤硝瞿麦以利水而洩湿，疟母乃渐攻而渐消矣。细玩此节文义，当云：病疟结为癥瘕，如其不差当云何？师曰：名曰疟母，当急治之，以月一日发，当十五日愈，设不差，当月尽解，宜鳖甲煎丸。陈修园黄坤载辈望文生训，殊欠分晓。

师曰：阴气孤绝，阳气独发，则热而少气，烦闷，手足热而欲呕，名曰瘅疟。若但热不寒者，邪气内藏于心，外舍分肉之间，令人消烁肌肉。

此节为温疟标准，阴气孤绝，或由汗出太过，或由亡血失精，水分不足，血热独强。温疟之证，其脉不弦者，水分虚也。水分不足，则亢阳无制，是为厥阳独行，故此病不发，则如平人，一发即身热如灼，渴欲饮冷，气短胸闷，其苦不可言喻。手足热者，谓不似寻常疟证，手足尚见微寒也；欲呕者，阳气上亢，胆胃逆行也；但热不寒，故名瘅疟。（说文：瘅，劳也，人劳则阳气张，观于劳力之人，虽冬令多汗，阳气以用力外出之明证也。）邪气内藏于心，外舍于分肉之间，不过形容表里俱热，非谓心脏有热，各脏各腑无热也。予谓胃主肌肉，观下文肌肉消烁，此证当属阳明，原人一身肌肉，由水分与血分化合，水液本自不足，又经表里俱热，亢热薰灼，血分益增枯燥，则既类尧肌如腊，欲求如郭重之肥见恶于季康子者，不可得矣。大肉瘦陷，大骨枯槁，能久存乎？

温疟者，其脉如平，身无寒，但热，骨节烦疼，时呕，白虎加桂枝汤主之。

白虎加桂汤方

知母六两　石膏一斤　甘草二两炙　粳米二合　桂枝三两

上五味，以水一斗，煮米熟，汤成去滓，温服一升，日三服。

温疟之为病，太阳标热并入阳明之证也。太阳之气不宣，则阳明之热不去，此仲师用桂枝白虎汤之义也。外无水气压迫，故其脉不弦。一身无寒但热，骨节烦疼，及腰酸时呕，则诸疟并有之，不惟温疟为然，此于诊病时亲见之，但不如温疟之甚耳。独怪自来注家，多称冬不藏精，水亏火盛。若《内经疟论》冬中风寒，气藏骨髓，过大暑而发云云，尤为荒诞。治贵实验，安用此浮夸之言。使非阳明实热，何以温疟服桂枝白虎汤愈后，乃又有大承气汤证耶？

疟多寒者，名曰牡疟，蜀漆散主之。

蜀漆散方

蜀漆洗去腥、云母石烧二日夜、龙骨各等分

上三味，杵为散，未发前，以浆水服半钱匕。

疟之所以多寒者，皮毛为水气所遏，阳气不得宣也。水气留于上膈，则浸成痰涎，故世俗有无痰不成疟之说。蜀漆为常山苗，能去湿痰，故用之以为君。云母石《本经》主治中风寒热，如在舟车，是为止眩晕镇风阳之品。龙骨当为牡蛎之误,《本经》牡蛎主治咳逆,并言治痰如神,水归其宅。可见蜀漆散方治,专为风痰眩晕而设,盖上膈之湿痰去,然后阳气得以外达。益可信无痰不成疟之说,为信而有证矣。

补三阴疟方治

疟之轻者日发,血分热度渐低,则间日发,热度更低,则间二日发,世俗谓之三阴疟。然此证仲师既无方治,俗工又不能医,故常有二三年始愈者。予早年即好治病,有乡人以三阴疟求诊,诊其脉,迟而弱,予决其为正气之虚,为之拟方,后此乡人愈后,将此方遍传村巷,愈十余人。后于李建初书塾诊其侄克仁之子,脉证并同,即书前方授之,二剂愈。名常山草果补正汤,此方并治虚疟。癸酉十月初三日,麦加利银行茶役韩姓子,寒热日三四度发,服此汗出而愈。方用常山四钱,草果四钱,生潞党五钱,茯苓四钱,全当归八钱,生白术四钱,炙草五钱,川芎三钱,熟地一两,小青皮三钱,知母二钱,半夏三钱,生姜八片,红枣九枚。

中风历节病脉证并治第五

夫风之为病，当半身不遂；或但臂不遂者，此为痹。脉微而数，中风使然。

不明风之为义，不足以知中风之病。譬之惊飙乍发，林木披靡。风从东受，则木靡于西；风从西来，则木靡于东。本体所以偏斜不正者，风力之所著偏也，故口眼㖞僻，半身不遂。所受之风，虽有轻重，而一面之暴受压迫则同。然则风之著于人体者，偏左，病即在左，血气乃受约而并于右；偏右，病即在右，血气乃受约而并于左。血气不行之手足，乃废而不用。故曰：当半身不遂。"但臂不遂"者，此为寒湿痹于筋络，当用威灵仙、独活等合桂枝附子汤以治之，不当与中风同治矣。脉为血分盈虚之大验，血虚，故脉微（与伤寒太阳篇脉微脉涩同）。风为阳邪，其气善于鼓动，故脉数。盖脉微者不必数，虚固多寒也；脉数者不必微，热固多实也。今半身不遂，脉微而有数象，故决为中风使然。然则卒然晕倒、痰涎上涌、两脉但弦无胃者，岂得谓之中风耶？予尝治四明邬炳生右手足不用，与无锡华宗海合治之。诊其脉，微而数，微为血虚，其人向患咯血便血，营分之虚，要无可疑。日常由外滩报关行夜半回福田庵路寓所，风邪乘虚，因而致病。以伤寒之例求之，则脉浮为风；以杂病之例求之，则数亦为风。疟脉之弦数为风发，可为明证。予因用麻黄汤，外加防风、潞参、当归、川芎、熟地等味，宗海针手足三里、曲池、委中、肩井、合谷、环跳、跗阳、丰隆、离钩（蠡沟）等穴而灸之，三日即能步行。独怪金元四家，主痰主火主风，而不辨其为虚，根本先谬。独不见侯氏黑散有人参、芎、归以补虚，风引汤重用龙骨、牡蛎以镇风阳之犯脑耶，又不见防己地黄汤之重用地黄汁耶？

　　寸口脉浮而紧，紧则为寒，浮则为虚，寒虚相抟，邪在皮肤。浮者血虚，络脉空虚，贼邪不泻，或左或右，邪气反缓，正气即急，正气引邪，㖞僻不遂。邪在于络，肌肤不仁；邪在于经，即重不胜；邪入于腑，即不识人；邪入于脏，舌即难言，口吐涎沫。

　　《伤寒论》有"中风"，杂病论亦有"中风"，同名而异病，究竟是一是二，此不可以不辨也。仲师云："寸口脉浮而紧，紧则为寒，浮则为虚，寒虚相抟，邪在皮肤"，此即太阳伤寒麻黄汤证也，此时营血不虚，络脉中热血出而相抗，因病发热，表气未泄，则尤宜麻黄汤。设汗液从皮毛出，即当用中风之桂枝汤以助脾阳，俾风邪从络脉外泄，然此为营血不虚者言之也。营血不虚，则所中者浅，而其病为《伤寒论》之"中风"；营血既虚，则所中者深，而其病即为杂病论之

"中风"。是故，素病咯血、便血之人，络脉久虚，伤寒正治之法，遂不可用，《伤寒论》所以有亡血不可发汗之戒也。脾为统血之藏而主四肢，风中络脉，乃内应于脾而旁及手足，于是或左或右而手足不举矣。故其病源与太阳篇之中风同，而要有差别。风著人体，外薄于皮毛肌腠，散在周身，则气散而缓；惟偏注于一手一足，则气聚而急。邪薄于左，则正气并于右；薄于右，则正气并于左。正气以并居而急，邪乃从之，因有口眼㖞斜、半身不遂之变。风之所著，受者见斜。昔之诗人有"寒食东风御柳斜""轻燕受风斜"之句，可为㖞僻偏枯之明证矣。至如后文所列四证，惟人于脏一条，为半身不遂者所必有，其余不过连类及之。夫所谓"邪在于络，肌肤不仁"者，则风与寒湿相杂之证也。湿凝于肌，则络为之痹，故有不痛不痒、麻木不仁者，亦有湿胜而成顽癣者。此证治之未必即愈，不治亦必无死法，是为最轻。所谓"邪在于经，即重不胜"者，以太阴经病言也。盖风之中人，皆由血虚。风从肌腠而入，阻遏脾阳，阳气不达于肌肉，则身为之重。此风湿为病，脉浮身重，防己黄芪汤证也。所谓"邪入于腑，即不识人"者，以阳明腑病言也。风之中人，由于血虚，虚则生燥，如吐下后大便不解者然。"不识人"者，即阳明篇"发则不识人"之证。盖燥热在下，则阳气上冲于脑，而神识昏蒙，下之以大承气汤，脑中阳热下降，神识即清，所谓釜底抽薪也。惟"入脏"之说，向无确解。陈修园主心肾，黄坤载则主心肾脾，谓三藏之脉，俱连舌本，但未见愈疾之方，而空言聚讼，徒贻笑柄耳。世传中风不语用黄芪防风各数两，煎汤，以大盆盛之，置床下薰之，冷则再煎再薰，一日即能言，此为黄九峰法。镇江蒋宝素用之入煎剂，名黄风汤（蒋为九峰门人，著有《医略》传世）。大抵正气引邪上行，脑气闭塞，鼻窍不通，喉窍独开，故口中流涎。所以"难言"者，脉为风激，血菀于脑，舌本之脉，牵掣而愈短也。黄风汤只二味，一以祛风，一以补正。先令从鼻窍薰入于脑，脑气一疏，则脉之牵掣者缓，舌即能转，鼻窍开而喉窍顺矣。章次公以脑为脏而不泻，卒厥为血菀于脑，故入脑亦名入脏。今西医亦以中风为脑充血，揆之此证，理解并合。山川可以崩竭，此议不可改也。

寸口脉迟而缓，迟则为寒，缓则为虚。营缓则为亡血，卫缓则为中风。邪气中经，则身痒而瘾疹；心气不足，邪气入中，则胸满而短气。

风之中人，必乘营血之虚，脉之所以迟也。营虚则风从卫分传入者，营血热度不足以相闭拒，风乃得乘间而入，此中风之大略也。"邪气中经，身痒瘾疹"，当即世俗所谓"风疹"，其病犹在表也。予尝治其寿侄及上海姚金福室人，并以麻黄加术汤取效，又在清和坊治愈一老年妇人，亦用此方，可为明证。惟心营不足，风邪乃转而入里。夫胸为太阳出入之道路，上中二焦水气分布之总区也。（西医谓之淋巴干）风从皮毛入，遏其清阳之气，阻水液之散布，故令胸满而气短。仲师不出方治，窃谓常用桂枝汤去芍药加参、术、防风、黄芪。助心阳而补脾阴，使营气略和，风将自息。风引汤似不合病。

防己地黄汤 治病如狂状，妄行独语不休，无寒热，其脉浮。

防己、甘草各一分 桂枝、防风各三分

上四味，以酒一杯渍之，绞取汁；生地黄二斤，咬咀蒸之，如斗米饭；久以铜器盛药汁，更绞地黄汁，和分再服。

不明病理者，不可与论古人之方治。盖风邪失表之证，往往随经而瘀热于里。太阳标热内陷，因致热伤血海，太阳证所以蓄血也。此节病由，曰"病如狂状，妄行独语不休，无寒热，其脉浮。"此为中风而蓄血于下，与风吸百脉，血窜脑部，舌难言而口吐涎者，正自不同。热结在里，故无表热；病在太阳之腑，故脉浮；如狂喜妄，在伤寒为蓄血之证；独语如见鬼状，为热入血室。仲师成例具在，不可诬也。惟伤寒之蓄血为血实，故用抵当汤、桃核承气汤以下之。中风则本由血虚（《伤寒论》所谓营弱卫强），虚者不可重虚，故但用防己地黄汤。重用地黄汁以清瘀血，防己以泄湿，防风以疏风，甘草、桂枝以扶脾而解肌。此法正与百合证用地黄汁同，服后中病，亦当大便如漆，蓄血同也。

方解附：侯氏黑散解

侯氏黑散 治大风，四肢烦重，心中恶寒不足者。

菊花四十分　白术、防风各十分　桔梗八分　黄芩五分
细辛、干姜、人参、茯苓、当归、川芎、牡蛎、矾石、桂枝各三分

上十四味，杵为散，酒服方寸匕，日一服。初服二十日，温酒调服，禁一切鱼肉大蒜，常宜冷食，六十日止，即药积腹中不下也，热食即下矣，冷食自能助药力。

古人所立方治，一方有一方之作用，作用不可知，当于病理求之；一方有一方之主名，主名不可知，当于药味求之。侯氏黑散一方，主治"大风，四肢烦重，心中恶寒不足者"。四肢烦重，为风湿痹于外；心中恶寒不足，为气血伤于里；脾阳不达于四肢，故烦重；血分虚而热度不充内脏，故心中恶寒。此病理之易明者也。桂枝为《伤寒论》中风主药，防风以祛风（薯蓣丸用之），菊花能清血分之热（合地丁草能愈疔毒），黄芩能清肺热，白术、茯苓以去湿。湿胜必生痰，故用桔梗以开肺。细辛、干姜、牡蛎以运化湿痰。但湿痰之

生，由于气血两虚，故用人参以补气，当归、川芎以和血。此药味之可知者也。惟矾石一味，不甚了然，近人张锡纯始发明为皂矾。按：皂矾色黑，能染黑布，主通燥粪而清内脏蕴湿。张三丰伐木丸用之以治黄疸。俾内脏蕴湿，从大便而解者，正为此也。然则方之所以名黑散者，实以皂矾色黑名之，如黑虎丹、黑锡丹之例。要知病属气血两虚，风湿痹于表里，方治实主疏通而不主固涩，女劳疸腹胀，治以硝石矾石散，亦此意也。由此观之，方后所云"初服二十日，温酒调服"者，冀药力之通行脉络也。"禁一切鱼肉大蒜者"，恐其更增湿热，为药力之障碍也。至如四十日常宜冷食以助药力，特以不用温酒言之。若四十日常食冷饭及粥，不病宿食，必病寒中。风疾未除，新病又作，治病者固当如是乎？盖皂矾热则速行，冷即缓下。所以欲药积腹中者，则以太阴蕴湿，有如油垢，非一过之水所能尽也。喻嘉言乃谓固涩诸药，使之积留不散，以渐填空窍。彼既误皂矾为明矾，于立方之旨已谬，岂知药积腹中，原不过欲其逾数时而后下，否则，积六十日之药于腹中，其人已胀满死矣。陈修园复亟称之。是何异喑者之唱，聋者之听乎？亦可笑已。

风引汤解：

风引汤 治除热瘫痫。

大黄、干姜、龙骨各四两 桂枝三两 甘草、牡蛎各二

两　寒水石、滑石、赤石脂、白石脂、紫石英、石膏各
六两

上十二味，杵，粗筛，以韦囊盛之。取三指撮，井
花水三升煮三沸，温服一升。治大人风引，少小惊痫
瘛疭日数发，医所不疗，除热方。巢氏云：脚气宜风
引汤。

本条云"除热瘫痫"，方后附列服法主治。又云
"治大人风引，小儿惊痫瘛疭日数发，医所不疗，除
热方。"病以风引为名，似当以半身不遂为主要，所谓
"正气引邪，喎僻不遂"者是也。但风起于四末，则为
偏中风，中于头则为眩晕。以方治考之，治瘛疭必有
验，治偏中必无济。所云"除瘫痫"者，不定以偏中言
之也。血不过头，借如手上刀伤，以指捺伤处，按于颠
顶，其血自止。惟风阳吸于上，则一身之气血，一时并
入于脑，故有卒然晕倒、痰涎上涌而死者，热血菀于脑
而脑膜为之暴裂也（西医谓脑充血）。血逆行于上，则
百脉为之牵掣，小儿所以病瘛疭者，亦由于此。盖此
类病证，胸中先有热痰，外风引之，乃并热血而上入
于脑，如风起水涌者然。方中大黄用以泄热，非以能
通滞，此与泻心汤治吐血同，所谓釜底抽薪也。干姜
炮用，能止脑中上溢之血。向在常熟见某钱肆经理鼻
衄，纳炮姜灰于鼻中，其衄即止，所谓煤油著火，水泼
益张，灰扑立止也（此味下脱注炮字）。所以用龙骨牡

蛎者，此与伤寒太阳篇误下烦惊谵语，用柴胡加龙骨牡蛎；火迫劫之发为惊狂，桂枝去芍药，加蜀漆、牡蛎、龙骨；及下后烧针烦躁主桂甘龙牡汤，用意略同。二味镇浮阳之冲脑，而牡蛎又有达痰下行之力也。所以用桂枝甘草者，桂枝汤方治，原所以去邪风，而于本方风引之义，固未尽合。盖桂枝汤发脾阳之汗而出之肌理，原为营气不虚者而设，若营气本虚，阳气张发于上，冲气被吸引而上逆，非扶中土而厚其堤防，不足以制冲逆。而痰与热血，将一时并入于脑。此即"发汗过多，心下悸，欲得按"，主以桂枝甘草汤。"脐下悸，欲作奔豚"，主以苓桂甘枣汤之例，欲其不能逾中脘而上冒也。其余所用寒水石、滑石、紫石英、石膏，不过清凉重镇，使诸脏百脉之气，不受外风牵引而已。方中惟赤石脂、白石脂二味，至为夹杂不伦。喻嘉言《寓意草》所载治寒湿下利，颇著特效。伤寒利在下焦之禹余粮汤，寒湿下利之桃花汤，赤石脂并为要药。可见其功用全系止涩，与上用大黄之意，绝然相反。故不用此方则已，若用此方，此二味究当除去，否则药不合病，且更生诸药之阻力也。

头风摩散解：

头风摩散

大附子一枚　盐等分

上二味为散，沐了，以方寸匕摩疾上，令药力行。

此方之义不可知，惟近人所传偏头痛目赤用食盐和水涂太阳穴，半日之间，其痛立止，其赤立消，当是此方遗意。加以附子善走，风阳之入脑者，当更易散。此与纳药鼻中同，不关于内脏者也。

寸口脉沉而弱，沉即主骨，弱即主筋，沉即为肾，弱即为肝，汗出入水中，如水伤心，历节痛，黄汗出，故曰历节。

肺主一身治节，独为五脏主，故近世诊病者，皆取决于手太阴动脉。《伤寒》《金匮》所言寸口，皆统关前后言之（此层本不待言，因后一节有太阴脉浮而弱一条，恐人不明为手太阴动脉，故略言之）。大凡历节之成，要不外乎水寒血败。血痹于下，则营气不能上承，故手太阴之动脉必弱；水气胜则阳气不升，故脉沉。此证以湿留关节为大纲，关节为筋与骨交会之所。汗出入水，不用麻黄加术汤以发之，寒湿伤筋故筋痛，伤骨故骨痛。肝主筋，血不行故筋痹；肾主骨，髓日败故骨痹，而脉之沉弱应之。盖人之一身，气分多于水分，则脉浮；水分多于气分，则脉沉。故历节而见沉弱之脉，即可决为汗出入水所致。人身之汗孔，随肺气而张发，水渍于外，毛孔中要有正气抵拒，涓滴不能渗入。所以病此者，凉水浸灌于外，皮中汗液，悉化寒水，水寒则伤血，心为主血之脏，故仲师言如水伤心。"如水伤心"云者，原不谓水气凌心也。水湿渗入关节，故历节痛。

太阳标热郁而欲出，故发黄汗（黄汗在腋下，着衣成黄色）。此为历节之第一因。

跌阳脉浮而滑，滑则谷气实，浮则汗自出。

太阴脉浮而弱，弱则血不足，浮则为风，风血相抟，即疼痛如掣。

盛人脉涩小，短气，自汗出，历节疼，不可屈伸，此皆饮酒汗出当风所致。

此节前半节以跌阳、寸口之脉求出历节根原。寸口即手太阴动脉，陈修园本作少阴者误也。跌阳脉在小儿系鞋带处，为胃脉之根。"跌阳脉浮而滑"，浮为阳气外出，滑则为谷气实，浮则汗自出。按"宿食篇"云："脉数而滑者，实也。此有宿食，下之愈。"外汗出而内有宿食，有似阳明腑病，未可定为历节，故此证当并取决于手太阴动脉。太阴脉浮为风，邪在太阳，弱为血虚（营气不能上承，与前证略同）。风气著于肌理，则湿邪凝沍而血为之痹。然但专就寸口而观，可决为汗出当风，终不能断为酒后之汗出当风。盖饮酒汗出当风，其肌肉先痹，此时不用桂枝汤以发之，则湿热蒸于内，而腑浊不行，跌阳之脉，因见浮滑。脾主四肢，为统血之脏，湿热拥于胃，则脾阳不达于四肢，于是营血内停，风湿乃日流于关节，手太阴动脉因见浮弱（太阳病中风，脉本浮缓，湿痹于外，血之热度愈低，乃变浮弱）。风束于外，湿不得泄，湿与血并，遂成阴寒，故疼痛如掣。此为历节之第二因。盛壮之人，多气与血，脉当浮滑而大，反见涩小者，湿胜而脾阳不达也。短气者，酒湿伤肺也。自汗者，风主泄也（观中风有汗可知）。汗本太阳寒水，随阳而出。瘀湿内停，则寒湿不随汗解，未尽之魄汗，一受外风，遂与湿并而流入关节，故手足节骱处，疼痛不可屈伸。此为历节之第三因。

诸肢节疼痛，身体尪羸，脚肿如脱，头眩短气，温温欲吐，桂枝芍药知母汤主之。

桂枝芍药知母汤方

桂枝四两　芍药三两　甘草、麻黄、附子各二两炮　白术、知母、防风各四两　生姜五两

上九味，以水七升，煮取二升，温服七合，日三服。

历节一证，大率起于皮毛肌腠，阳气不能外达，寒湿遂留于关节。此即肢节疼痛所由来，所谓不通则痛也。身体尪羸者，统血之脏久虚，不能营养分肉也。脚肿如脱者，寒湿下注之象也。头眩为血虚（西医谓之脑贫血，亦有见于历节治愈之后者）。气短为湿胜（病痰饮者多喘，湿胜故也）。独胃中尚有浮热，故温温欲吐。"温温"，如釜中冷水，被炭火下迫，釜底时有一沤上浮，俗名"胃泛"。桂枝芍药知母汤方，惟知母一味，主治欲吐。余则桂、芍、甘草、生姜以通阳而解肌，麻黄、附子、白术以开表而去湿，防风以祛风。方

治之妙，不可言喻。予尝治一戴姓妇人亲验之，但病因与仲师所举，大有不同，乃知肢节疼痛，仲师特下一"诸"字，正以其所包者广也。盖此妇妊娠八月，为其夫病求医，抱而乘车，病人身重，将腹中小儿压毙，夫病愈而妻病腹痛。乃求医，医药而堕之，腐矣。妊妇本属血虚，死胎既下，因贫不能善后，湿毒留顿腹中，久乃旁溢肢节，死血与寒湿并居，因病历节。手足拘挛，入夜手足节骱剧痛，旦日较缓，其为阴寒无疑，盖二年矣。予因用原方以每两折为二钱，用熟附块四钱，二剂不应。二诊改用生附子，汗乃大出，两剂，肢节便可屈伸，足肿亦小，独手发出大泡，有脓有水，将成溃烂。予用丁甘仁法，用大小蓟各五钱、丹皮一两、地骨皮四钱，以清血热。二剂而痂成，四剂而痂脱，遂与未病时无异，以为可无患矣。忽然阴痒难忍，盖湿毒未尽而下注也。予因令其用蛇床子煎汤薰洗，良瘥。未几，入市购物，卒然晕倒，诸恙退而血虚之真象见。予乃用大熟地一两、潞党参五钱、川芎当归各四钱、龙骨牡蛎各一两，凡二十余剂而止。今已抱子矣。

味酸则伤筋，筋伤则缓，名曰泄；咸则伤骨，骨伤则痿，名曰枯。枯泄相抟，名曰断泄。营气不通，卫不独行，营卫俱微，三焦无所御，四属断绝，身体羸瘦，独足肿大，黄汗出，胫冷。假令发热，便为历节也。

浪如屋，巨舟覆。顺则利济，逆则杀人者，均之水也；鸟焚巢，旅人号，炊爨之所需，熹出之可畏者，均之火也。故服食寒暖酸苦辛甘，皆当有节，于首篇已详言之，今特于历节证之。人皆知酸味之善敛，而不知其性最易发酵。今试以碱化水投醋其中，则如汤之沸，溢出盆盎。和面涂伤，能去瘀血，非以挥发之性，力能破血耶？此可知酸之所以补肝，实因酸味发扬肝藏血液，得遂其条达之性，而无郁塞胀痛之病也。若味过于酸，则血液发挥太甚，久且不足以养筋，而筋为之缓。病在血液旁泄，故名曰"泄"。人皆知咸味之为润下，而不知其性燥烈。今试投盐于炽炭炉中，则火力加猛。多食盐而渴者，非以苦燥之实，足以伤津耶？此可知咸之所以补肾，实因咸味燥烈，能排下焦之水，而无胁下硬满之变也。若味过于咸，则津液灼烁太甚，髓不足以充骨，而骨为之痿，病在精髓内枯，故名曰"枯"。血以发而过泄，精以燥而日枯，汗液乃不达肌表，故曰"断泄"。营气不通，卫不独行，则阴弱而阳亦微，肾阳不能统摄水道，故三焦无所御，肝阴不能养筋，故四属断绝。血虚而寒湿在下，故身羸而足肿。血虚而湿胜，阳气不能达表，故黄汗时出腋下。寒湿流注于足，故胫冷。以上诸证，并属阴亏湿胜。若风寒乘虚，郁其表气，风湿相抟。乃外热发而内疼痛，故发热便为历节。此为历节之第四因。

病历节不可屈伸，疼痛，乌头汤主之。

乌头汤 亦治脚气疼痛，不可屈伸。

麻黄、芍药、黄芪、甘草各三两炙 乌头五枚咬咀以蜜二升，煎取一升即出乌头

上四味，以水三升，煮取一升，去滓，内蜜煎中更煎之，服七合。不知，尽服之。

历节一证，大约寒湿痹于关节，阳气痹于肌表。阴痹而阳欲外泄，则热发而黄汗出；阳痹而寒湿阻于筋脉，则疼痛不可屈伸。此为阴寒重证，非桂枝芍药知母汤所能通治，故不得已而用乌头汤。亦犹蛔厥重证，乌梅丸所不能治，不得已而用甘草粉蜜汤也。按：乌头为附子之母，若芋婆然，其颗甚小，一枚约有今权三钱，五枚则一两半矣。然则，麻黄、芍药、黄芪、炙草之各三两，不当如《日知录》折成七钱八分矣。盖以两计可折，以枚计则无可折，岂古今药剂权量，初无沿革耶？否则今日所用之大称，即古人药剂之权量耶？此方重用乌头，以历节足肿胫冷，确定为少阴寒湿而用之，与寒疝用大乌头煎同。徐忠可乃谓膝胫不冷，似可加黄柏、知母。夫使膝胫不冷，岂可用乌头五枚耶？足见仲师既殁，医家更无通才也。

矾石汤 治脚气冲心。

矾石二两

上一味，以浆水一斗五升，煎三五沸，浸脚良。

方用矾石二两，以浆水一斗五升煎三五沸浸脚良。

陈修园以为疼痛不可屈伸，以乌头汤主之。至于冲心重证，似难以外治幸功，似也。然近世所传验方：白矾二两、地浆水十大碗（掘地灌水和泥取出，名曰地浆）、新杉木三四片，煎六七沸，用杉木桶盛之浸脚，留一半，徐徐添入。上用衣被围身，使略有微汗，洗半，饮稀粥一碗。如不愈，用前方加硫黄二钱，无不愈矣。按：此方即仲师原方，本书尚多脱漏，特补出之。盖脚气一证，湿胜于下，挟风阳而上升，故其气冲心。方中所以用矾者，以矾能燥湿故也。所以用地浆水者，钱乙所谓"以土伏水，水得其平，风自止也"。所以用杉木者，以杉木燥湿，能治脚气肿痛也（柳子厚救死方曰：得脚气，夜半痞绝，胁块如石，昏困且死，郑洵美传杉木汤，食顷大下，块散而气通。用杉木节一升、橘叶一升、枣儿槟榔七枚打、童便三升煎，一服下，止后服）。所以使其略有微汗者，欲其气之外散。所以加用硫黄者，则以硫虽燥热，能引大肠秽浊下行，与他药炎上者不同。故冲心之脚气，亦得借引浊下行之力，使不上冒也。然则方用白矾，不如用皂矾为胜，以皂矾引浊下行之力，与石硫适相等也。辛未八月，乡人庄姓病此，两足肿大，气急心痛易饥，此证气分居多，而寒湿不甚。长女昭华投以加味鸡鸣散，方用吴萸五钱、木瓜五钱、槟榔三钱、黑豆五钱、桔梗三钱、青陈皮各三钱、苍白术各三钱、生甘草一钱，生芪九钱、紫苏六两、生姜一大块，浓煎服之，一夕而足肿全消。此八月十四日事也，附录之以为临证之一助。又按：痛者属气分，麻木在少腹属血分。予曾治焦店潘姓，用加味四物汤取效，方用川芎三钱、当归五钱、白芍四钱、生地一两、吴萸三钱、木瓜三钱、生附子二钱、防己三钱、牛膝一两，三剂而愈。与病属气分者不同，存以备参。

血痹虚劳病脉证并治第六

问曰：血痹之病，从何得之？师曰：夫尊荣人，骨弱、肌肤盛，重因疲劳汗出，卧不时动摇，加被微风，遂得之。但以脉自微涩在寸口，关上小紧，宜针引阳气，令脉和紧去则愈。

血痹初得之状，仲师初无明文，但云"尊荣之人骨弱肌肤盛，重因疲劳汗出，卧不时动摇，加被微风，遂得之。"自来注家，多未明了，予特抉其隐情而发之，大约与虚劳失精家病，原相伯仲耳。夫所谓尊荣之人者，美人充下陈，左拥而右抱，卧必晏起，纳谷不多，静坐终日，动时恒少，脾阳先已不振（脺肉乏吸收作用）。肌肉虽盛，腠理实虚，加以内嬖既多，精气遂削，精髓空虚，骨乃苶弱，不受外邪，固已不能任事，况又入房汗出，全身动摇。微风袭之，血受风遏，阳气不达，阴血遂凝。此风不受于肩井，即受于风池风府，以其背在上也，故知其臂必麻木，背必酸痛。平时脉本微涩，而关上独见小紧者，正以痹在上部，不及中下也。此病在草野之夫，不足为患，独纨绔少年，气体素弱，因而成痹。故但需针灸所病之穴，俾血从内动，即风从外解，而紧去脉和矣。玩"则愈"二字，此意自现。丁甘仁云：吾之门诊，所以多用轻药者，彼固未有重病也，亦此意也。近有富人金姓，多姬侍，时发病，无锡华宗海一针即愈。后宗海离上海，求诊于党波平，亦如之。倘今不异于古所云耶？

血痹，阴阳俱微，寸口关上微，尺中小紧，外证身体不仁，如风痹状，黄芪桂枝五物汤主之。

黄芪桂枝五物汤方

黄芪三两 芍药三两 桂枝三两 生姜六两 大枣十二枚

上五味，以水六升，煮取二升，温服七合，日三服。

病至气血两虚，与上节本原柔脆，正虚病轻者，固自不同。寸口关上脉微，尺中小紧，阴血不充，阳气郁塞之脉证也。气血不通，故身体不仁，如风痹状，甚则两足痿弱；或更因阳气闭塞，不濡分肉，麻木不知痛处。此证治法，以宣达脾阳，俾风邪从肌肉外泄为主，故用解肌去风之桂枝汤。去甘草而用黄芪者，正以补里阴之虚，而达之表分也。

夫男子平人，脉大为劳，脉极虚亦为劳。

阴虚生内热，阳气外张，故脉大；阳衰生里寒，阴血不充，故脉极虚。脉大则发热，脉极虚则恶寒。病情详后文，兹不赘。

男子面色薄，主渴及亡血，卒喘悸，脉浮者，里虚也。

此节为望色审证及脉而知虚劳之病也。面色之厚薄，视其人之气血为转移。气血充，则颊转丰腴，无论赭如渥丹为厚，即肤如凝脂亦为厚；气血不充，则枯白不华，无论面如削瓜为薄，即肥白如瓠者亦为薄。为其精亏而血少也。精亏则生内热，而引水自救，故主渴；血少则色夭不泽，故主亡血。此一望而可知者也。肾不纳气则喘（此为精竭者所必有），心营虚耗则悸（此为亡血所必至）。虽喘与悸皆有虚实之辨，要惟虚劳之喘，坐卧则略定，稍动则肩摇而息粗，是为卒然而喘。与汗出饮水之喘，痰饮之喘，静处不能暂停者，固不同也。虚劳之悸、略无惊恐，则坦坦如平人，若据梧沉思，忽闻对座高声，或凝神夜坐，忽见灯旁物影，不觉怦然大动，是为卒然而悸。与水气凌心之悸、烦热之悸，绝无间断者，又不同也。至谓脉浮为里虚，则为仲师失辞。原其意，殆指浮取则见，重按若无之芤脉，承上渴及亡血言之。否则浮为在表，浮则为风，伤寒浮紧，中风浮缓，岂得概谓之里虚耶？

男子脉虚沉弦，无寒热，短气里急，小便不利，面色白，时目瞑，兼衄，少腹满，此为劳使之然。

凡脉见沉弦者，不主里水，即主表寒。卫虚则生寒，营虚则生热，故表邪见沉弦者，必有寒热。今无寒热，则非表邪可知。虚阳不归其根，故短气。里急者，似胀非胀，似痛非痛，而中气痞塞也。小便不利而少腹满者，三焦水道，由肾下达膀胱，水道得温则行，遇寒则冻，肾阳既耗，水道遂瘀。按：此证必兼腰痛，当见好眠睡忍小便者，其腰必痛，水瘀肾藏，以膨急而伤也，否则其膀胱必痛，亦以膨急而伤也。若夫肾阳以多欲而丧，则水藏虚寒，其气不能上下行。不上行，则与水之上源隔绝，而见气短里急；不下行，则下流之输泄无力，而见小便不利少腹急。下文虽有小建中一方以治里急，八味肾气丸以治小便不利，自非猛自惩艾，实于生命无济。倘如《西厢记》所云"月移花影，疑是玉人来"，虽卢扁其奈之何！

劳之为病，其脉浮大，手足烦，春夏剧，秋冬差，阴寒精自出，酸削不能行（上节面色白时目瞑兼衄，当在此节劳之为病下）。

上节言肾阳之虚，小便不利与少腹急为连文，与下少腹拘急小便不利同。面色白三语属阴虚，为此节脱简，今订正之。血虚而阳络之末空，不能上荣颜面，因而色白。脑为髓海，髓之精则以目睛为标，精竭而脑虚，目睛失养，不能胜阳光之逼，故时目瞑。阴虚而浮阳窜脑，脑气热，则颅骨之缝开，故兼衄。此证惟目时瞑者为予所亲见。予诗友吴苇青名希鄂者，诗才高隽，尝患房劳证，畏阳光，虽盛暑，必以黄布罨窗棂，与人对语时，忽然闭目良久。人皆谓目力之不济，而不知脑气不能濡养眸子，不能久光也。手足烦为掌心足底皆热，脾阴虚也。春夏不胜阳热，故剧；秋冬阳气伏藏，故差。阴虚之人，相火不能蛰藏，宗筋易举易泄，而胆火益弱，阴头益冷，宜乎髀肉日削，欲行不得，而一步三折摇矣。

男子脉浮弱而涩，为无子，精气清冷。

易始乾坤，生生之义大矣。《系辞传》曰：夫乾，其静也专，其动也直，是以大生焉；夫坤，其静也翕，其动也辟，是以广生焉。其所以象人体者，尽人能言之，人子始生，则母之交骨开，故谓之辟；寡欲则无二偶而肾阳充，故静专而动直，此即大生之义也。若男子之脉，以阳气不足而浮弱，以精血不足而涩，则其肾脏元阳必虚，而交感之时，精冷而不能有子。此证惟羊肉当归汤足为疗治，冬令服二三剂，定当黍谷回春。虽妇人有痛淋者，亦能生子，屡试而效。阅者倘能传布，功德莫大焉（予所定之方，用生羊肉三斤、当归四两、生附子一枚、生姜四两，附子无麻醉性，羊肉不膻，生姜不甚辣，服此者向无流弊，勿惧）。

夫失精家，少腹弦急，阴头寒，目眩，发落，脉极虚芤迟，为清谷、亡血、失精。脉得诸芤动微紧，男子失精，女子梦交，桂枝龙骨牡蛎汤主之。

桂枝龙骨牡蛎汤方

桂枝、芍药、生姜各三两　甘草二两　大枣十二枚　龙骨、牡蛎各三两

上七味，以水七升，煮取三升，分温三服。

　　失精之情不同，始则有梦而遗，是尚有相火也；至于不梦亦遗，而肾阳始败矣；又其甚则醒时亦遗，而肾阳益败矣。少腹弦急，浊阴下注而小便不利也。阴头寒，精气虚而寒湿下注宗筋也。目之瞳人，视脑气盈虚为出人，脑气以精血两竭而虚，故目眩（此与痰饮之眩，少阳病之眩不同）。此与历节之头眩同。精神恍惚，开目则诸物旋转，闭目则略定。世传防眩汤，间有特效，录之以为救急之助，方用党参半夏各三钱，归、芍、熟地、白术各一两，川芎、山萸各五钱，天麻三钱，陈皮一钱，轻者四五剂，可以永久不发。予早年病此，嘉定秦芍舲师曾用之，惟多川芎三钱耳，至今三十年无此病，皆芍师之赐也。发者血之余，故少年血盛则黑，老年血衰则白。至於肾脏虚寒，胞中血海之血，乃不能合督脉上行于脑，脑气不濡而发为之落。此正如高秋风燥，草木黄落者然。脉失精则虚，亡血则芤，下利清谷则迟。劳之所以失精者，相火不能蛰藏也；所以失血者，阴气益虚，相火益炽，阳根拔于下，血海之血，乃随之而上脱也。所以下利清谷者，人体精血日损，水分益寒，入胃之水饮，以不得温化而下陷也。胆火下窜，真阴不守，在男子则为失精，在女子则为梦，于是脉芤而见动，脉微而见紧。泄之愈甚，阴寒愈急，若更以滋阴降火之剂投之，则阳气愈不得升，阴液益无统摄，故用桂枝汤以扶脾阳，加牡蛎龙骨以固肾阴。独怪近世医家，专用生地、石斛、麦冬、知母、玉竹、黄柏一切阴寒滋腻之品，吾不知其是何居心也。

男子平人脉虚弱细微者，喜盗汗也。

人体血分多于水分，则热度高而脉道利，应指者条达而冲和；水分多于血分，则热度低而脉道窒，应指者虚弱而微细。水分多则卫强，血分少则营弱。凡人醒时则阳气外达，寐则阳气内守，卫所以夜行于阴也。卫气内守，则营气当夜行于阳之时不能外泄，故寐者无汗。惟卫气不守，营气从之，乃为盗汗者。盗汗者，卫不与营和也。按伤寒之例，卫不与营和，先时以桂枝汤发汗则愈。更加龙骨以镇浮阳，牡蛎以抑上逆之水气，则盗汗当止。师虽不出方治，读者当观其通也。

人年五六十，其病脉大者，痹侠背行，若肠鸣马刀侠瘿者，皆为劳得之。

少年气血俱盛，则脉当实大而动数；老年气血俱虚，则脉常虚细而安静，此其常也。至于病脉，固不尽然。人当用力太过，阳气外张，则其脉必大，此固不可以年齿论。然则师言其病脉大，痹侠背行者，盖谓劳力阳伤于前，阳张汗泄，故始病倦怠，见浮大之脉。毛孔不闭，风寒乘之，汗液未尽者，乃悉化为湿，背毛锢于寒湿，因侠背而痹。但既痹之后，阳气一虚，即脉不应大。此证初起，当与风湿同治，麻黄加术、麻黄杏仁薏苡甘草二汤，皆可用之。至于痹证既成，则其脉当微，而为黄芪五物证。所以然者，痹在太阳部分，阳气已为寒湿所困，岂有阳气不达而其脉反大者乎？若阴寒内据，孤阳外越，则其脉亦大。阴寒内据，则水走肠间而为肠鸣，此证不见下利，即病腹痛，宜四逆、理中辈。至于外证见马刀侠瘿，则脉见弦大，时医以为小柴胡证。其实不然，马刀之状，若长形小蚌，生于腋下，坚硬如石，久乃成脓溃烂，侠瘿生于颈项，连连如贯珠。初起用旱烟杆中烟油涂之，三日即消，外科小金丹亦可用之，日三服，每服二粒，以消为度。此证虽起于失志郁怒，究与阴疽相类，其中必有寒湿结毒，小柴胡汤必然无济。若不早治，一二年后溃烂不收，未有不死者也。

脉沉小迟，名脱气，其人疾行则喘喝，手足逆寒，腹满，甚则溏泄，食不消化也。

脉沉小而迟，是为水寒血败，血分热度愈低，津液不能化气，故名脱气。疾行则喘喝者，肾虚不能纳气也。血分之热度，弱而又弱，故手足逆寒。寒水下陷，故腹满而溏泄。胃中无火，故食不消化。按此条在《伤寒论》中为少阴寒湿证，亦当用四逆理中主治。

脉弦而大，弦则为减，大则为芤，减则为寒，芤则为虚，虚寒相抟，此名为革。妇人则半产漏下，男子则亡血失精。

脉弦为阳气衰，脉大而芤为阴气夺。阳衰则中寒，阴夺则里虚，两脉并见，其名曰革。浮阳不降，则阳不摄阴；阴不抱阳，则精血寒陷。此条见"妇人杂病篇"。治妇人半产漏下，则有旋覆花汤，而男子亡血失精，独无方治。而补阳摄阴之法，要以天雄散为最胜，天雄以温下寒，龙骨以镇浮阳，白术、桂枝以扶中气，而坎离交济矣。黄坤载云："后世医法不传，治此乃用清凉滋润，中气崩败，水走火飞，百不一生。今之医士，不可问也。"谅哉斯言。

天雄散方

天雄三两，炮　白术八两　桂枝六两　龙骨三两

上四味，杵为散，酒服半钱匕，日三服，不知，稍增之。

虚劳里急，悸衄腹中痛，梦失精，四肢酸疼，手足烦热，咽干口燥，小建中汤主之。

小建中汤方

桂枝三两　甘草二两　芍药六两　大枣十二枚　生姜三两
饴糖一升

上六味，以水七升，煮取三升，去滓，纳胶饴，更上微火消解，温服一升，日三服。

里急以下诸证，用小建中汤，此乃第一篇所谓治肝补脾之方治也。厥阴含少阳胆火，胆实则气壮而强，胆虚则气馁而悸。腹为足太阴部分，肝胆之火逆于太阴，则腹中痛。厥阴之脉，络于阴器，胆火下泄，则梦失

精。阴泄于下，脑应于上，则为衄。脾精不行于四肢，故四肢酸楚而手足烦热。脾精不上承，故咽干而口燥。其病在脾，致病之由则为肝胆。此证肝胆俱虚而不任泻，故特出建中汤以补脾，使肝脏不虚，则胆火潜藏。岂能泄肾阴而伤脾脏？故又云肝虚则用此法也。

虚劳里急诸不足，黄芪建中汤主之。

黄芪建中汤方

即小建中汤内加黄芪一两半，余依上法。若气短胸满者，加生姜；腹满者，去枣加茯苓一两半；及疗肺虚损不足，补气加半夏三两。

虚劳一证，急者缓之以甘，不足者补之以温，上节小建中汤，其主方也。但小建中汤于阳虚为宜，阴阳并虚者，恐不能收其全效。仲师因于本方外加黄芪以补阴液，而即以黄芪建中为主名。此外之加减不与焉。气短胸满加生姜者，阳气上虚故气短，阴干阳位故胸满，因加生姜以散之。腹满所以去枣加茯苓者，腹满为太阴湿聚，防其壅阻脾气也，因去大枣，加茯苓以泄之。湿去而脾精上行，然后肺脏得滋溉之益，故肺之虚损亦主之。补气所以加半夏者，肺为主气之脏，水湿在膈上，则气虚而喘促，故纳半夏以去水，水湿下降，则肺气自调。其理甚明，陈修园以为匪夷所思，不免自矜神秘。盖彼第见俗工以补为补，而不知以泻为补，故自负读书得间耳。

虚劳腰痛，少腹拘急，小便不利者，八味肾气丸主之。

八味肾气丸方见"妇人杂病篇"。

虚劳腰痛，少腹拘急，小便不利，此肾阳不充之证也。肾脏虚寒，则水湿不能化气，膨急于上则腰痛，膨急于下则少腹拘急。此证仲师主以崔氏八味丸，然予曾用之，绝然不应，乃知陈修园易以天雄散为不刊之论也。原肾脏所以虚寒者，则以肾阳不藏之故，肾阳不藏，则三焦水道得温而气反升，水欲下泄，虚阳吸之，此水道所以不通也。方用龙骨天雄以收散亡之阳，白术补中以制逆行之水，桂枝通阳以破阴霾之塞，于是天晴石散，水归其壑矣。

虚劳诸不足，风气百疾，薯蓣丸主之。

薯蓣丸方

薯蓣三十分　人参七分　白术六分　茯苓五分　甘草二十八分　当归十分　干地黄十分　芍药六分　芎䓖六分　麦冬六分　阿胶七分　干姜三分　大枣百枚为膏　桔梗五分　杏仁六分　桂枝十分　防风六分　神曲十分　豆黄卷十分　柴胡五分　白敛二分

上二十一味，末之，炼蜜和丸，如弹子大，空腹酒服一丸，一百丸为剂。

虚劳诸不足，是为正虚；风气百疾，是为邪实。正虚则不胜表散，邪实则不应调补，此尽人之所知也。若正虚而不妨达，邪实而仍应补正，则非尽人之所知也。

仲师"虚劳篇"于黄芪建中、八味肾气丸已举其例，复于气血两虚外感风邪者出薯蓣丸统治之方。所用补虚凡十二味，舍薯蓣、麦冬、阿胶、大枣外，实为后人八珍汤所自出。去风气百疾者凡九味，白敛能散结气，治痈疽疮肿，敛疮口，愈冻疮，出箭镞，止痛，大率能通血络壅塞，而排泄之力为多。盖风之中人，肌腠外闭而脾阳内停，方中用白敛，所以助桂枝之解肌也。风中皮毛，则肺受之，肺气被阻，咳嗽乃作，方中用桔梗、杏仁，所以开肺也。气血两虚，则血分热度愈低，因生里寒，方中用干姜，所以温里也。风气外解，必须表汗，然其人血虚，设用麻黄以发之，必致亡阳之变，故但用防风、柴胡、豆卷以泄之。且风著肌肉，脾阳内停，胃中不无宿垢，胃纳日减，不胜大黄枳实，故但用神曲以导之。要之补虚用重药，惧不胜邪也；开表和里用轻药，惧伤正也。可以识立方之旨矣。

虚劳，虚烦不得眠，酸枣仁汤主之。

酸枣仁汤方

酸枣仁二升 甘草一两 知母、茯苓各二两 芎䓖一两

上五味，以水八升，煮酸枣仁，得六升，内诸药，煮取三升，分温三服。

酸枣仁汤之治虚烦不寐，予既屡试而亲验之矣。特其所以然，正未易明也。胃不和者寐不安，故用甘草知母以清胃热。藏血之脏不足，肝阴虚而浊气不能归心，

心阳为之不敛，故用酸枣仁以为君。夫少年血盛，则早眠而晏起；老年血气衰，则晚眠而晨兴。酸枣仁能养肝阴，即所以安魂神而使不外驰也，此其易知者也。惟茯苓、川芎二味，殊难解说。盖虚劳之证，每兼失精亡血。失精者留湿，亡血者留瘀。湿不甚，故仅用茯苓（茯苓无真者，予每用猪苓、泽泻以代之，取其利湿也）；瘀不甚，故仅用川芎。此病后调摄之方治也。

五劳虚极羸瘦，腹满不能饮食，食伤、忧伤、饮伤、房室伤、饥伤、劳伤、经络营卫气伤，内有干血，肌肤甲错，两目黯黑，缓中补虚，大黄䗪虫丸主之。

大黄䗪虫丸方

大黄十分，蒸　黄芩二两　甘草三两　桃仁一升　杏仁一升　芍药四两　干地黄十两　干漆一两，烧令烟尽　虻虫一升，去翅足，熬　水蛭百枚，熬　蛴螬百枚，熬　䗪虫半升，熬

上十二味，末之，炼蜜和丸，小豆大，酒服五丸，日三服。

大黄䗪虫丸主治，为五劳虚极羸瘦腹满不能饮食，外证则因内有干血，肌肤甲错、两目黯黑。立方之意，则曰"缓中补虚"。夫桃仁、芍药、干漆，所以破干血（芍药破血，人多不信，试问外科用京赤芍何意？），加以虻虫、水蛭、蛴螬、䗪虫诸物之攻瘀（䗪虫俗名地鳖虫，多生灶下垃圾中，伤药中用之以攻瘀血，今药肆所用硬壳黑虫非是）。有实也，大黄以泻之；有热也，杏

仁、黄芩以清之。其中惟甘草缓中，干地黄滋养营血。统计全方，似攻邪者多而补正者少。仲师乃曰"缓中补虚"，是有说焉，譬之强寇在境，不痛加剿除，则人民无安居之日，设漫为招抚，适足以养疽遗患。是攻瘀即所以缓中，缓中即所以补虚也。今有患阳明实热者，用大承气汤不死，用滋阴清热之药者，终不免于死。则本方作用，可以此例而得之矣。

肺痿肺痈咳嗽上气病脉证治第七

问曰：热在上焦者，因咳为肺痿，肺痿之病，从何得之？师曰：或从汗出，或从呕吐，或从消渴，小便利数，或从便难，又被快药下利，重亡津液，故得之。

"热在上焦"二语，为仲师所尝言（见下"五脏风寒积聚篇"），兹特借此发问，以研求肺痿所从来。夫既称热在上焦，便当知上焦在人体中居何部位，"焦"字究属何义。固不当如庸工所言三焦，有名而无形也。盖上焦在胸中，即西医所谓淋巴干，为发水成汗输出毛孔作用。中焦在胃底，即西医所指膵肉，中医即谓之脾阳，为吸收小肠水液，由上焦输入肺脏作用。散布未尽之水液，乃由肺下降，由肾脏注膀胱，是为下焦。合上中下三部观之，方显出"焦"字之义。譬之釜中煮饭，蒸汽上浮，其饭始干，蒸气化水，仍回于下，釜底之饭，久久而焦，可见焦之为义，为排泄水液之统名。而排泄作用，实由于少阳胆火。师言热在上焦，因咳为肺痿，便可知病由燥热矣。故仲师历举燥热之病由以答之。曰或从汗出者，肺主皮毛，呼吸与之相应，太阳表汗，由肺外出皮毛，汗出太多，则肺脏燥；曰或从呕吐者，呕吐为胆胃上逆，胆胃气燥，则上灼肺脏，肺脏之液，与之俱涸；曰或从消渴者，消则胆火逼水液而泄出肾膀，渴则胃中热而引水自救，随消随渴，则肺脏之液以涸；曰小便利数者，肺为水之上源，水从下焦一泄无余，则上源告竭；曰或从便难又被快药下利重亡津液者，大肠与肺为表里，大肠燥则肺脏与之俱燥，此其所以浸成肺痿也。按：以上所列病由，俱出燥热，以视肺痈，但有虚实之别耳。故治此证者，火逆之麦门冬汤，肺痈之千金苇茎汤，并可借用，仲师固未出方治也。按：《内经》云："肺热叶焦，则生痿躄"，盖上源绝则下流涸，津液枯燥，不濡筋脉，而两足挛急，此因痿成躄之证。予于沈松寿亲见之，盖始则病后能食，继则便难，终则脚挛急，故治痿独取阳明也（章次公在红十字会治痿证，用大承气及鲜生地、玉竹、知母等味重剂，五剂而瘥，是时曩诊者为虚扶摇，病者始则两足不能移动，继则自行走去，盖步履如常矣）。

曰：寸口脉数，其人咳，口中反有浊唾涎沫者何？师曰：为肺痿之病。若口中辟辟燥，咳即胸中隐隐痛，脉反滑数，此为肺痈，咳吐脓血。脉数虚者为肺痿，数实者为肺痈。

上文但举肺痿病由，然犹未详肺脏燥热之脉证何如也。曰寸口脉数，热在肺也；曰其人咳，气上逆也。脉数而气逆，病当口燥，乃口中反有粘腻之浊唾涎沫，可见肺脏之津液，被燥气蒸逼，悉化痰涎，故可决为肺痿。所以别于肺痈者，以其津液随热外泄而不内闭也。

至于口中辟辟作声，燥咳无津，每咳则胸中隐隐作痛，便可决为肺痈。痈者壅也，盖此证肺络为外邪壅塞，郁而生热，热伤血滞，因而成痈。风袭于肺，故咳；血郁成胀，故胸中隐隐作痛。血络壅则营分热度增高，故脉数。肺中热郁血腐，故咳吐脓血。要之肺痿之与肺痈，皆出于热，不过为虚实之辨。故脉数相似，浮而虚者为痿，滑而实者为痈也。

问曰：病咳逆，脉之，何以知其为肺痈？当有脓血，吐之则死，其脉何类？师曰：寸口脉浮而数，浮则为风，数则为热，浮则汗出，数则恶寒。风中于卫，呼气不入；热过于营，吸而不出。风伤皮毛，热伤血脉。风舍于肺，其人则咳，口干喘满，咽燥不渴，多吐浊沫，时时振寒。热之所过，血为之凝滞，蓄结痈脓，吐如米粥，始萌可救，脓成则死。

咳逆之证，有痰饮，有风邪，有水气，所以决定为肺痈者，要有特异之脉证。肺痈之死证，固以吐脓血为最后一步，要其最初病因则甚轻，揆仲师所举脉证，特为中风失治。中风之证，其脉浮，发热自汗恶寒，此宜桂枝汤以发之者也。今曰"寸口脉浮而数，浮则为风，数则为热；浮则汗出，数则恶寒。风中于卫，呼气不久；热过于营，吸而不出。"其与太阳中风发热汗出鼻鸣干呕者何异？若早用桂枝汤以发其汗，宜必无肺痈之病，惟其失时不治，致风热内陷肺脏，久久浸成肺痈。

究其所以然，风伤皮毛，则内舍于肺，热伤肺络，则变为咳嗽。但初见口干喘满，咽燥不渴，多唾浊沫，时时振寒，虽非若前此之桂枝汤证，苟能清燥救肺，其病犹易愈也。惟其热郁肺脏，肺中血络凝阻，若疮疡然，其始以血络不通而痛，痛之不已，遂至蒸化成脓，吐如米粥，则内痈已成。始萌尚有方治，脓溃则万无一生，此肺痈之大略也。

上气，面浮肿，肩息，其脉浮大，不治，又加利，尤甚。

上气喘而躁者，此为肺胀，欲作风水，发汗则愈。

肾不纳气，则气上冲；肺气壅塞，则气亦上冲。但"面浮肿"，则萎黄而不泽。"肩息"，则气短而不伸。加以浮大之脉，则阳气将从上脱，故曰"不治"。又加下利，则阳脱于上，阴竭于下也。此上气以肺肾两虚而不治者也。若夫喘逆而躁疾，则为肺实，而胀为风遏太阳寒水不能外达皮毛之证。欲作风水，则为风水未成，盖风水既成，必至一身尽肿，此证独无，故曰发其汗即愈。麻黄加术汤、越婢汤、小青龙汤，俱可随证酌用。此上气以肺实而易愈者也。

肺痿，吐涎沫而不咳者，其人不渴，必遗尿，小便数，所以然者，以上虚不能制下故也。此为肺中冷，必眩，多涎唾，甘草干姜汤以温之。若服汤已，渴者，属消渴。（甘草干姜汤方，甘草四两炙、干姜二两炮，上㕮咀，以水三升，煮取一升五合，去滓，分温再服。）

　　痿之言萎，若草木然。烈日暴之，则燥而萎；水泽渍之，则腐而萎。本条吐涎沫而不渴之肺痿，与上燥热之肺痿，要自不同。所谓不渴必遗尿小便数者，上无气而不能摄水也。气有余即是火，气不摄水，则肺中无热可知。然则仲师所谓肺中冷，实为肺寒，眩为水气上冒；多涎唾，则寒湿在上也，故宜甘草干姜汤以温之。陈修园以为冷淡之冷，不可从。不然，服汤已而渴者，何以属燥热之消渴耶？便可知甘草干姜方治，专为寒肺痿设矣。又按：《伤寒·太阳篇》，干姜甘草汤，治误用桂枝汤发汗伤其脾阳而手足见厥冷而设，故作干姜甘草汤以复其阳，便当厥愈足温。但治厥倍干姜，治痿倍甘草耳。此亦虚寒用温药之明证也。（此方治寒肺痿，要为升发脾精上滋肺脏而设，章次公云。）

　　咳而上气，喉中水鸡声，射干麻黄汤主之。

射干麻黄汤方

　　射干三两　麻黄、生姜各四两　细辛、紫菀、款冬花各三两　大枣七枚　半夏半升　五味子半升

　　上九味，以水一斗二升。先煮麻黄两沸，去上沫，内诸药，煮取三升，分温三服。

　　太阳水气，不能作汗外泄，则留著胸膈而成寒饮。饮邪上冒则为咳，胸有留饮，吸入之宁气不顺，则为上气。呼吸之气，引胸膈之水痰出纳喉间，故喉中如水鸡

声，格格而不能止。此固当以温药和之者也，故射干麻黄汤方治。麻黄细辛半夏五味子并同小青龙汤，惟降逆之射干，利水之紫菀（《本草汇》云能通小便），散寒之生姜，止咳之款冬，和中之大枣，则与小青龙汤异。究其所以然，咳而上气之证，究为新病，不似痰饮之为痼疾，及时降气泄水，开肺散寒，尚不至浸成痰饮。外此若细辛之治咳，五味之治气冲，生麻黄之散寒，生半夏之去水，不惟与小青龙汤同，并与苓甘五味姜辛半夏汤同，可以识立方之旨矣。

咳逆上气，时时吐浊，但坐不得眠，皂荚丸主之。

皂荚丸方

皂荚八两刮去皮酥炙

蜜丸，梧子大，以枣膏和汤服三丸，日三夜一服。

上节云咳而上气，是不咳之时，其气未必上冲也。若夫咳逆上气，则喘息而不可止矣。此证惟背拥叠被六七层，尚能垂头而睡，倘叠被较少，则终夜呛咳，所吐之痰，黄浊胶粘，此证予于宣统二年侍先妣邢太安人病亲见之。先妣平时喜食厚味，又有烟癖，厚味被火气薰灼，因变浊痰，气吸于上，大小便不通。予不得已自制皂荚丸进之，长女昭华煎枣膏汤如法。昼夜四服，以其不易下咽也，改丸如绿豆大，每晚九丸，凡四服，浃晨而大小便通，可以去被安睡矣。（后一年，闻吾乡城北朱姓老妇，以此证坐一月而死，可惜也。）

咳而脉浮者，厚朴麻黄汤主之；咳而脉沉者，泽漆汤主之。

厚朴麻黄汤方

厚朴五两　麻黄四两　石膏如鸡子大　杏仁半升　半夏半升　干姜、细辛各二两　小麦一升　五味子半升

上九味，以水一斗二升，先煮小麦熟，去滓，内诸药，煮取三升，温服一升，日三服。

泽漆汤方

半夏半升　紫参一本作紫菀　生姜、白前各五两　甘草、黄芩、人参、桂枝各三两　泽漆三升，以东流水五斗煮取一斗五升，泽漆即大戟苗，性味功用与大戟相同，今沪上药肆无此药，即用大戟可也

上九味，㕮咀，内泽漆汤中，煮取五升，温服五合，至夜尽。

咳而脉浮，水气在胸膈间，病情与痰饮同；咳而脉沉，水气在胁下，病性与痰饮异。惟病原等于痰饮，故厚朴麻黄汤方治，略同小青龙汤。所以去桂枝芍药甘草者，桂芍药甘草为桂枝汤方治，在《伤寒论》中，原所以扶脾阳而泄肌腠。中医所谓脾，即西医所谓膵，在胃底，为吸收小肠水气发舒津液作用，属中焦。此证咳而脉浮，水气留于胸膈，胸中行气发水作用，西医谓之淋巴干，中合乳糜，属上焦。去桂芍甘草加厚朴者，正以厚朴去湿宽胸，能疏达上焦太多之乳糜故也。人体之

中，胃本燥热，加以胸膈留饮，遏而愈炽。所以加石膏者，清中脘之热，即肺气之下行者顺也。所以加小麦者，咳则伤肺，饮食入胃，由脾津上输于肺，小麦之益脾精，正所以滋肺阴也。（妇人脏燥悲伤欲哭，用甘麦大枣，悲伤欲哭属肺虚，三味皆补脾之药，可为明证也。）此厚朴麻黄汤大旨，以开表蠲饮为主治者也。惟病原异于痰饮，故泽漆汤方治，君行水之泽漆（木草利大小肠，治大腹水肿），而去水之生半夏利水之紫菀佐之（原作紫参非）。咳在上则肺热不降，故用黄芩以清之，白前以降之；水在下则脾脏有寒，故用生姜以散之，桂枝以达之；水气在下则胃气不濡，故用人参甘草以益之。此泽漆汤大旨，以去水肃肺和胃为主治者也。

火逆上气，咽喉不利，止逆下气，麦门冬汤主之。

麦门冬汤方

麦门冬七升　半夏一升　人参、甘草各二两　粳米三合大枣十二枚

上六味，以水一斗二升，煮取六升，温服一升，日三夜一服。

火逆一证，为阳盛劫阴，太阳篇所谓误下烧针，因致烦躁之证也。盖此证胃中津液先亏，燥气上逆，伤及肺脏，因见火逆上气。胃中液亏则咽中燥，肺脏阴伤，则喉中梗塞，咽喉所以不利也。麦门冬汤，麦冬、半夏以润肺而降逆，人参、甘草、粳米、大枣以和胃而增

液，而火逆可愈。喻嘉言不知肺胃同治之法，漫增清燥救肺汤，则不读书之过也。

肺痈，喘不得卧，葶苈大枣泻肺汤主之。

葶苈大枣泻肺汤方

葶苈熬令黄色捣丸如弹子大　大枣十二枚

上先以水三升，煮枣，取二升，去枣，内葶苈，煮取一升，顿服。

咳而胸满，振寒，脉数咽干，不渴，时出浊唾腥臭，久久吐脓如米粥者，为肺痈，桔梗汤主之。（桔梗汤方，桔梗一两、甘草二两，上以水三升，煮取一升，分温再服，则吐脓血也。）

肺为主气之脏，风热壅阻肺窍，吸气不纳，呼气不出，则喘，喘急则欲卧不得，叠被而倚息，证情与但坐不得眠之咳逆上气者相近，但不吐浊耳。痈脓未成，但见胀满，故气机内闭而不顺。此证与支饮不得息者，同为肺满气闭，故宜葶苈大枣泻肺汤，直破肺脏之郁结。用大枣者，恐葶苈猛峻，伤及脾胃也（此与皂荚丸用枣膏汤同法）。至如咳而胸满，盖即喘不得卧之证，见于内脏者，热郁于肺，皮毛开而恶风，故振寒；血热内炽，故脉数；肺液被风热灼烁，故咽干；口多涎沫，故不渴。要其始萌，胸中便隐隐作痛，时出浊唾腥臭，至于失时不治，吐脓如米粥，则肺痈已成。桔梗汤方治，桔梗开泄肺气，兼具滑泽之碱性，以去滋垢；倍甘草以消毒，使脓易吐出，而痛自愈矣。排脓汤之用桔梗，亦即此意。剧者，赤小豆（此即杂粮市中赤豆）当归散，亦可用之。热重者，千金苇茎汤亦可用之，苇茎即芦根，瓜瓣不知何物，许半龙、章次公俱以冬瓜仁代之，亦通。盖冬瓜仁在肠痈大黄牡丹汤方治中，为保肺泄肠之品也。惟犀黄丸一方，最为消毒上品，初起时服之一料，无不愈者。方用犀黄五分、元寸五分、净乳香没药各二两，先将乳没研细，然后和入犀黄元寸，加糯米粉五钱，捣和为丸，如秫米大，每服三钱。又有俗传单方，用隔年咸芥卤，每日半杯，和豆腐浆饮之。胸中梗塞，顷之吐出脓血，日进一服，吐至无脓为度，而痛即愈矣。此皆补经方所未备，俾济世者资采择焉。辛未七月望后，予治浦东陈姓一证，胸中痛，咯痰腥臭如米粒，初诊用桔梗一两、甘草五钱，五剂而胸痛止。二诊用葶苈五钱、黑枣十二枚，五剂而如米粒之脓尽。三诊用千金姜茎汤，五剂而腥臭尽。岂知病根未拔，九月初十日复来，咯痰腥臭如昔，但不似米粥耳。予仍用桔梗汤加冬瓜仁昆布海藻大小蓟以消余毒，另授以犀黄丸九钱，令其日进一服，病者遂不复至，盖已愈矣。考肺痈初起，脚骨必痛，或舌下肿起一粒，以刀针破之，脓已成者，其血紫黑，未成者，淡红，服犀黄丸，百不一失，医者审之。己巳三月，长女昭华治愈王姓肺痈，亦用犀黄丸取效。附录以告同志。

咳而上气，此为肺胀，其人喘，目如脱状，脉浮大者，越婢加半夏汤主之。

越婢加半夏汤方

麻黄_{六两} 石膏_{半斤} 生姜_{三两} 大枣_{十五枚} 甘草_{二两} 半夏_{半升}

上六味，以水六升，先煮麻黄，去沫，内诸药，煮取三升，分温三服。

肺胀，咳而上气，烦躁而喘，脉浮者，心下有水，小青龙加石膏汤主之。

小青龙加石膏汤方

麻黄、芍药、桂枝、细辛、干姜、甘草_{各三两} 五味子、半夏_{各半升} 石膏_{二两}

上九味，以水一斗，先煮麻黄，去上沫，内诸药，煮取三升。强人服一升，羸者减之，日三服，小儿服四合。

咳而上气，为心下有水，为咳嗽吸引而上冲。不咳之时，则其气如平，与咳逆上气之全系燥热不同，前条已详辨之。惟水气所从来，则起于太阳失表，汗液留积胸膈间，暴感则为肺胀，浸久即成痰饮。使其内脏无热，则虽不免于咳，必兼见恶寒之象；惟其里热与水气相抟，乃有喘咳，目如脱状，或喘而并见烦躁。要之脉浮者当以汗解，浮而大，则里热甚于水气，故用越婢加半夏汤，重用石膏以清里而定喘；脉但浮，则水气甚于里热，故用蠲饮之小青龙汤，加石膏以定喘，重用麻桂姜辛，以开表温里，而石膏之剂量独轻。观麻杏石甘之定喘，当可悟二方之旨矣。

奔豚气病脉证治第八

师曰：病有奔豚，有吐脓，有惊怖，有火邪，此四部病，皆从惊发得之。

此一节，因奔豚起于惊发，而连类以及他证。吐脓为肺痈，桔梗甘草汤证也（见上篇）。误列"百合狐惑篇"之赤小豆当归散，肠痈方治，亦可用之。火邪有太阳阳热，以火薰下陷胞中圊脓血者，仲师未出方治，窃意当用桃核承气以下之；亦有太阳寒水，因灸而陷下焦，邪无从出，腰以下重而痹者，俟其阳气渐复，乃能汗出而解（并见太阳篇）。独惊怖一证未见。太阳病加温针必惊，火劫亡阳则为惊狂，此本桂枝去芍药加蜀漆龙骨牡蛎证。予谓暴感非常而病惊怖者，病情正与此同。所以然者，以二证并有热痰上窜脑部故也，特无太阳表证者，但用蜀漆龙骨牡蛎已足。仲师以其与奔豚同出一原，故类举之耳。

师曰：奔豚病从少腹上冲咽喉，发作欲死，复还止，皆从惊恐得之。奔豚，气上冲，胸腹痛，往来寒热，奔豚汤主之。

奔豚汤方

甘草、芎藭、当归、黄芩、芍药各二两　半夏、生姜各四两　生葛五两　甘李根白皮一升

99

上九味，以水二斗，煮取五升，温服一升，日三夜一服。

奔豚之病，少腹有块坟起，发作从下上冲，或一块，或二三块，大小不等，或并而为一，方其上冲，气促而痛，及其下行，其块仍留少腹，气平而痛亦定。但仲师言从惊恐得之，最为精确，与《难经》所云"从季冬壬癸日得之"者，奚啻郑昭宋聋之别？予尝治平姓妇，其人新产，会有仇家到门寻衅，毁物漫骂，恶声达户外，妇大惊怖，嗣是少腹即有一块，数日后，大小二块，时上时下，腹中剧痛不可忍，日暮即有寒热。予初投以炮姜熟附当归川芎白芍，二剂稍愈，后投以奔豚汤，二剂而消。惟李根白皮，为药肆所无，其人于谢姓园中得之，竟得痊可，盖亦有天幸焉。

发汗后，烧针令其汗，针处被寒，核起而赤者，必发奔豚，气从少腹上至心，灸其核上各一壮，与桂枝加桂汤主之。（桂枝加桂汤方，桂枝五两、芍药、生姜各三两、甘草二两炙、大枣十二枚，上五味，以水七升，微火煮取三升，去滓，服一升。）

《伤寒论》此节发端，无"发汗后"三字，盖衍文也。烧针令发汗，"本桂枝汤证，先服桂枝汤不解，刺风池风府，却与桂枝汤则愈"之证，乃针后不用桂枝汤，风邪未能外泄，寒气乘虚而闭针孔。夫风池本少阳之穴，风府以营脉之穴而属少阴，二穴为寒邪所遏，则少阳抗热，挟少阴冲气，一时暴奔而上，此所以针处核起而赤，必发奔豚也。故仲师救逆之法，先灸核上，与桂枝加桂汤。此即先刺风池风府却与桂枝汤之成例，所以汗而泄之，不令气机闭塞，吸而上冲也。余详《伤寒发微·太阳篇》，兹不赘。

发汗后，脐下悸者，欲作奔豚，茯苓桂枝甘草大枣汤主之。（茯苓桂枝甘草大枣汤方，茯苓半斤、甘草二两、大枣十五枚、桂枝四两，上四味，以甘澜水一斗，先煮茯苓，减二升，纳诸药，煮取三升，去滓，温服一升，日三服。甘澜水法：取水二斗置大盆内，以勺扬之，上有珠子五六千颗相逐，取用之也。）

发汗则伤阳，阳虚而水气上凌，则脐下悸。欲作奔豚者，不过水气为浮阳吸引，而非实有癥瘕也。故仲师苓桂甘枣汤方治，用茯苓以抑水，桂枝以通阳，甘草大枣培中气而厚堤防，使水邪不得上僭，复煎以甘澜水，扬之至轻，使不助水邪之上僭。脐下之悸平，奔豚可以不作矣。余详、伤寒太阳篇、兹不赘。

胸痹心痛短气病脉证治第九

师曰：夫脉当取太过不及，阳微阴弦，即胸痹而痛，所以然者，责其极虚也。今阳虚，知在上焦，所以胸痹心痛者，以其阴弦故也。

诊病者之脉，阳有余，阴不足，则为发热自汗之中风，以阳有余而阴不足也，故其脉右浮而左弱；阳不足，阴有余，则为胸膈引痛之胸痹，故其脉右微而左弦。营弱而卫强，故脉有太过不及；阳虚而阴盛，故脉亦有太过不及。胸痹之证，阳气虚于上，而阴寒乘之之证也。阳气主上，阳脉微，故知在上焦（上焦在胸中，西医谓之淋巴干，为发抒水液之总机。微管中并有乳糜，乳糜停阻，则凝结而痛）。心之部位在胸中，故曰胸痹心痛，与心中坚痞在心中，俱为仲师失辞。脉弦为有水，为阴寒，水气与寒并结胸中，故痛，是可于左脉沉弦决之。

平人无寒热，短气不足以息者，实也。

其人素无他病，忽然肺窍气短，而呼吸不顺，非留饮阻于膈上，即宿食留于中脘，与胸痹之阴寒上僭者不同，法当蠲饮导滞。仲师以其与胸痹相似而举之，使人知虚实之辨也。

胸痹之病，喘息咳唾，胸背痛，短气，寸口脉沉而迟，关上小紧数，栝蒌薤白白酒汤主之。

栝蒌薤白白酒汤方

栝蒌实一枚，捣　薤白半升　白酒七升

上三味，同煮，取二升，分温再服。

凡人劳力则伤阳，耐夜则寒袭。然而采芙蓉膏泽，一榻明灯，冒城郭星霜，五更寒杭，卒不病此者，盖以卧者阳不散，行者阳独张也。惟劳力伛偻之人，往往病此，予向者在同仁辅元堂亲见之。病者但言胸背痛，脉之，沉而涩，尺至关上紧，虽无喘息咳吐，其为胸痹，则确然无疑。问其业，则为缝工，问其病因，则为寒夜伛偻制裘，裘成稍觉胸闷，久乃作痛。予即书栝蒌薤白白酒汤授之，方用栝蒌五钱，薤白三钱，高粱酒一小杯，二剂而痛止。翌日，复有胸痛者求诊，右脉沉迟，左脉弦急，气短，问其业，则亦缝工，其业同，其病同，脉则大同而小异，予授以前方，亦二剂而瘥。盖伛偻则胸膈气凝，用力则背毛汗泄，阳气虚而阴气从之也。惟本条所举喘息咳唾，所见二证皆无之，当移后节"不得卧"上，为其兼有痰饮也。

胸痹，不得卧，心痛彻背者，栝蒌薤白半夏汤主之。

栝蒌薤白半夏汤方

栝蒌实一枚，捣　薤白三两　半夏半升　白酒一斗

上四味，同煮，取四升，温服一升，日三服。

咳而上气，时吐浊，但坐不得眠，与此证不得卧相似，惟不见黄厚胶痰，则非皂荚丸证可知。咳逆倚息不得卧，为风寒外阻，吸起痰饮，与此证不得卧同，而心痛彻背为独异，则非小青龙证可知。夫肺与皮毛，束于表寒，则浸成留饮，甚至倚息不得卧，惟胸背痛为胸痹的证，固当从本证论治，特于前方加生半夏以蠲饮，所以别于前证也。

胸痹，心中痞气，气结在胸，胸满，胁下逆抢心，枳实薤白桂枝汤主之，人参汤亦主之。

枳实薤白桂枝汤方

枳实四枚　薤白半斤　桂枝一两　厚朴四两　栝蒌实一枚，捣

上五味，以水五升，先煮枳实厚朴，取二升，去滓，内诸药，煮数沸，分温三服。

人参汤方

人参、甘草、干姜、白术各三两

上四味，以水八升，煮取三升，温服一升，日三服。

寒缚于表，而肺气内停，清阳之位，固已为阴霾所据，日久遂变痰涎。痰积于上，故胸中痞气，留积不散。胸中为上焦发水行气之道路，下焦水道，由肾下接膀胱，肾膀并在胁下。胸中阻塞，胁下水气为阴霾所吸，乃从胁下逆行，冲迫心下。尝见土润溽暑之时，云

阴昼晦，地中水气，为在上蒸气吸引，暴奔于上，俗名"挂龙"。自非雷以动之，风以散之，雨以降之，安在于顷刻之间，俾天光下济。枳实、栝蒌实达痰下行，譬之雨；薤白通阳，譬之雷；厚朴燥湿，譬之风，而胸中阴霾之气，乃一泄无余矣。上无所引，则下无所吸，但得胸满一去，而胁下之逆抢自定。至于人参汤一方，乃服汤后调摄之方，而非胸痹正治，明者辨之。

胸痹，胸中气塞，短气，茯苓杏仁甘草汤主之，橘枳生姜汤亦主之。

茯苓杏仁甘草汤方

茯苓三两 杏仁五十个 甘草一两

上三味，以水一斗，煮取五升，温服一升，日三服。不差，更服。

橘枳生姜汤方

橘皮一斤 枳实三两 生姜半斤

上三味，以水五升，煮取二升，分温再服。

胸中气塞，其源有二：一由水停伤气，一由湿痰阻气。水停伤气，以利水为主，而用茯苓为君，佐杏仁以开肺，甘草以和中，而气自顺；湿痰阻气，以疏气为主，而君橘皮、枳实以去痰，生姜以散寒，而气自畅。证固寻常，方亦平近，初无深意者也。

胸痹缓急者，薏苡附子散主之。

薏苡附子散方

薏苡仁十五两　大附子十枚，炮

上二味，杵为散，服方寸匕，日三服。

胸痹缓急，仲师以薏苡附子散为主治之方。薏苡去湿，附子散寒，此固尽人能言之，但缓急二字，毕竟当作何解，病状未知而妄议方治，恐亦误人不浅也。盖胸为太阳出入之道路，湿痹则痛，平时痛缓，遇寒则痛急，故谓之缓急。方用薏苡以去湿，大附子以散寒，欲药力之厚，故散而服之，病不可以急攻，故缓而进之。方中薏苡用至十五两，大附子十枚，以今权量计，大附子每枚当得一两半，则十枚亦得十五两矣，谁谓古今权量之不同耶？

心中痞，诸逆，心悬痛，桂枝生姜枳实汤主之。

桂枝生姜枳实汤方

桂枝、生姜各三两　枳实五两

上三味，以水六升，煮取三升，分温三服。

湿痰阻于膈上，则心阳以不达而痞。心阳不达，则胸中之阳气虚，阳虚于上，肾邪凌之，冲气逆之，而心为之悬痛。治之者当伏其所主，扶心阳，破湿痰，则痞去而痛止矣。此用桂枝枳实生姜之意也。

心痛彻背，背痛彻心，乌头赤石脂丸主之。

乌头赤石脂丸方

乌头一分，炮　蜀椒、干姜各一两　附子半两　赤石脂

一两

上五味，末之蜜丸，如桐子大，先食服一丸，日三服。不知，稍加服。

前证心痛彻背，既出栝蒌薤白半夏汤方治矣，此并见背痛彻心之证，其不当以前方混治，固不待言，按"五脏风寒积聚篇"云：心中寒者，其人苦病心如啖蒜状，剧者心痛彻背，背痛彻心，譬如虫注，脉浮者，自吐乃愈。然心何以中寒？何以如啖蒜状？痛何以如虫注？何以自吐乃愈？与乌头赤石脂丸证是一是二？是皆不可知也。盖此证与胸痹同，阳微于上，阴乘于下也。如：蒜者，形容无可奈何之状，谚所谓猢狲"吃辣胡椒"也。注之言窜，背方痛而已窜于心，心方痛而又窜于背。一似虫之窜于前后，故如虫注。心阳衰微，阴寒乘之，自生湿痰，自吐乃愈者，吐其湿痰，心阳始不受困也，盖此即乌头赤石脂丸证。以肾邪之凌心也，故用乌头、附子；以其如虫注也，故用蜀椒（湿痰有虫，蜀椒有杀虫之功而并温化湿痰）；以其寒也，故用干姜；以水邪之上僭也，故用止涩之赤石脂（观桃花汤及赤石脂禹余粮汤，可见止水功用）。方中乌头炮用，附子生用，一以固表阳，一以去肾寒，其中皆有深意。独怪近日药肆，至于不备生附子，有书于方笺者，反以为怪，则庸工之教也。（脉浮者能吐，故无方治，此证脉必沉紧，故别出方治如此。）

腹满寒疝宿食病脉证治第十

跌阳脉微弦，法当腹满，不满者必便难，两胠疼痛，此虚寒从下上也，当以温药服之。

跌阳脉在足背，为胃脉之根，其脉当滑大而和。今以微弦之脉见于跌阳，是谓阴加于阳。阴邪上逆，是生胀满，譬之瓮水坚冰，沃以沸汤，犹恐不济，稍事迟疑，则砉然崩裂矣。所以然者，寒之力百倍于热也。是故寒入太阴则腹满，不满亦必痰涎壅阻，浸成痼瘕，而大便不通。寒水上逆，则水道不行而两胠疼痛，两胠为下焦水道从出之路，寒水膨则腰中痛引两胠。所谓虚寒从下上者，为水邪将上干阳位也。仲师但言温药服之而未出方治，窃意当用大黄附子细辛汤。所以然者，以腹满兼有寒痰故也（门人俞哲生言腹满脉弦者无宿食，宜附子粳米汤，便难者有宿食，故宜温下，亦通）。

病者腹满，按之不痛为虚，痛者为实，可下之。舌黄，未下者，下之，黄自去。

同一腹满，要有阴寒、宿食之辨：宿食则按之而痛，不按亦痛；阴寒亦有时而痛，按则痛止。然证情时有变迁，不当有先入之见。予曾与丁济华治肉铺范姓一证，始病喜按，既服四逆汤而愈矣。翌日剧痛，按之益甚，济华决为大承气证，书方授之，明日问其侄，愈矣。又与陈中权、黄彝鼎诊叶姓女孩，始病腹满不食，渴饮不寐，既下而愈矣。翌日，病者热甚，予乘夜往诊，脉虚弦而面戴阳，乃用附子理中汤，一剂而瘥。可见腹满一证，固有始病虚寒，得温药而转实者；亦有本为实证，下后阴寒乘虚上僭者。倘执而不化，正恐误人不浅也。至于舌苔黄厚或焦黑，大承气一下即愈，此庸工能知之，不具论。

腹满时减，复如故，此为寒，当与温药。

腹满不减，减不足言，仲师既出大承气方治矣，此却以时减时满为寒，知虚实之辨，即在减与不减矣。盖宿食有形，阴寒无形，有形者，不能减，无形者，能减，此人之所易知也。尝视同乡章向青腹满证，病经半载，马泽人投以熟附子则稍减，予改用生附子三钱，佐以干姜、白术，五六剂减其大半。六月中至上海，以方示恽铁樵，以为不必再服，由恽处方服之，无效。后赴丹阳访贺医，乃用海参肠、韭菜子等味，曰及此湿令治愈，乃不复发。回江阴后，服至十余剂，病乃大痊，乃知去病方治，不可太过也。

病者痿黄，燥而不渴，胸中寒实，而利不止者，死。

病者痿黄，寒湿之象也。燥而不渴，寒湿隔于中脘，胃中无热而津不上输也。胸中寒实而下不止，是为上下俱寒，生阳俱绝，故仲师以为必死。然用大剂术、附以回阳，用去湿之赤石脂、禹余粮以止涩下焦，或亦当挽救一二也。

寸口脉弦者，即胁下拘急而痛，其人啬啬恶寒也。

寸口脉弦，即太阳病浮紧之脉。太阳之脉，出脑下项，夹脊抵腰中，太阳本寒入里，故胁下拘急而痛。啬啬恶寒，病在皮毛。此当用葛根汤，使下陷之寒邪，循经上出而外达皮毛，便当一汗而愈。盖胁下之拘急原等于项背强也。

夫中寒家，喜欠，其人清涕出，发热，色和者善嚏。

中寒，其人下利，以里虚也，欲嚏不能，此人肚中寒。

寒有微甚不同，轻者在肺，是为表寒，重者在肚，是为里寒。不曰在胃而曰在肚者，以太阳寒水与太阴湿土混杂，病在脾而不在胃也。胃气郁而欲伸，故喜欠。肺窍之气，经寒化水，故清涕出。善嚏者，清寒入肺窍，肺中热气与之相冲激也。体中之血，与寒相抗，故发热。寒不入营，故色和。此证俗名伤风，以荆防姜苏煎薰头面而即愈者也。但失此不治，寒水陷入太阴，即病下利，寒入于里，不得外泄，故欲嚏不得。此时惟有重用五苓散，使水气从小便出，庶为近之，所谓因势利导也。

夫瘦人绕脐痛，必有风冷，谷气不行，而反下之，其气必冲，不冲者，心下则痞。

风邪挟寒，由肌腠入，则脾阳为之不运，故表受风寒者，多不欲食，此谷气所由停也。谷气停则浊不行，故绕脐痛，此寒积也。治此者即宜四逆理中，否则亦当温下。若误用寒凉，则气必上冲。所以然者，宿食去而风寒不去也。按：太阳篇，"下之后，气上冲者，可与桂枝汤；不上冲者，不得与之。"所以然者，气上冲，则风邪不因下而陷，故仍宜桂枝汤；若不上冲而心下痞，便当斟酌虚实而用泻心汤矣。

病腹满，发热十日，脉浮而数，饮食如故，厚朴七物汤主之。

厚朴七物汤方

厚朴半斤　甘草、大黄各三两　大枣十枚　枳实五枚　桂枝二两　生姜五两

上七味，以水一斗，煮取四升，温服八合，日三服。呕者加半夏五合，下利去大黄，寒多者加生姜至半斤。

解外与攻里同治，此俗医所诃，悬为厉禁者也。病见腹满发热，是为表里同病。十日脉浮数，饮食如故，则里实未甚，而表邪未去。表邪为风，故用中风证之桂枝汤而去芍药；里实为大便硬，故用和燥气之小承气汤。此仲师参变方治，不从先表后里之例者也。辛未秋七月，予治虹庙弄吴姓小儿，曾用此方，下后热退腹

减，拟用补脾温中法，病家不信，后仍见虚肿，延至八月而死，可惜也。（下后脾虚，则气易胀，虚而寒气乘之，则寒亦能胀。）

腹中寒气，雷鸣切痛，胸胁逆满，呕吐，附子粳米汤主之。

附子粳米汤方

附子一枚，炮 半夏、粳米各半升 甘草一两 大枣十枚

上五味，以水八升，煮米熟，汤成去滓，温服一升，日三服。

此中阳将败，水寒上逆之证也。寒乘中气之虚，故曰寒气。水走肠间，故雷鸣。寒气结于太阴部分，故切痛。切痛者，沉著而不浮也。胸胁逆满而呕吐者，阳虚于上而肾脏虚寒，乘中阳之虚而上僭也。附子粳米汤，用炮附子一枚以回肾阳，用粳米、甘草、大枣以扶中气，复加半夏以降冲逆。肾阳复则虚寒之上逆者息矣，中气实则雷鸣切痛止矣，冲逆降则胸胁逆满呕吐平矣。或谓腹中雷鸣为有水，故纳生半夏以去水，寒气在腹，故切痛，故用附子以定痛。说殊有理，并存之。

痛而闭者，厚朴三物汤主之。

厚朴三物汤方

厚朴八两 大黄四两 枳实五枚

上三味，以水一斗二升，先煮二味取五升，内大黄煮取三升，温服一升，以利为度。

病腹满发热，为表里同病，故参用桂枝汤以解外。若但见腹痛便闭而不发热，厚朴三物汤已足通大便之闭，一下而腹痛自止矣。按：此方即小承气汤，惟厚朴较重耳。

按之心下满痛者，此为实也，当下之，宜大柴胡汤。

大柴胡汤方

柴胡半斤　黄芩、芍药各三两　半夏半升　枳实四枚　大黄二两　大枣十二枚　生姜五两

上八味，以水一斗二升，煮取六升，去滓再煎，温服一升，日三服。

今日之医家，莫不知大柴胡汤为少阳阳明合病方治，而仲师乃以治心下满痛。心下当胃之上口，满痛为胃家实，非必尽关少阳，此大可疑也。不知小柴胡汤本属太阳标阳下陷方治，按伤寒之例，太阳病，汗、下、利小便亡其津液，则转属阳明，汗出不彻者，亦转属阳明。一为寒水发泄太尽，一为标热下陷。故心下支结，外证未去者，柴胡桂枝汤主之；发热汗出，心下痞硬，呕吐下利者，大柴胡汤主之。可见太阳将传阳明，其病必见于心下矣。此心下满痛，所以宜大柴胡汤，亦犹心下痞硬、呕吐下利者之宜大柴胡汤，皆为标热下陷而设，初不关于少阳也。

腹满不减，减不足言，当下之，宜大承气汤。

大承气汤方见伤寒阳明篇，又见"痉病"。

说详"腹痛时减"条，并见伤寒阳明篇。

心胸中大寒，痛，呕，不能饮食，腹中满，上冲皮起，出见有头足，上下痛而不可触近者，大建中汤主之。

大建中汤方

蜀椒二合，炒去汁　干姜四两　人参一两

上三味，以水四升，煮取二升，去滓；内胶饴一升，微火煎取二升，分温再服。如一炊顷，可饮粥二升，后更服，当一日食糜粥温覆之。

阳气痹于上，则阴寒乘于下，心胸本清阳之位，阳气衰而寒气从之，因而作痛。寒入于胃，则呕而不能饮食。寒入太阴，则腹中满。寒气结于少腹，一似天寒，瓶水冻而欲裂，于是上冲皮起，见有头足，上下俱痛而不可触近。此病于脾胃特重，故用大建中汤。干姜以温脾，人参以滋胃，加饴糖以缓痛，饮热粥以和中，特君蜀椒以消下寒，不待附子、乌头，便已如东风解冻矣。

胁下偏痛，发热，其脉紧弦，此寒也，以温药下之，宜大黄附子汤。

大黄附子汤方

大黄三两　附子三枚　细辛二两

上三味，以水五升，煮取二升，分温三服；若强人，煮取二升半，分温三服。服后如人行四五里，进一服。

弦为阴脉，主肾虚而寒动于中。寒水上逆，则为水气，为饮邪。阳虚于上，阴乘于下，则为胸痹，为腹满寒疝。本条云：胁下偏痛，发热，其脉紧弦，此寒也，以温药下之，宜大黄附子汤。夫胁下偏痛，何以知为寒水凝结？发热似有表证，何以知其当下？诊病者要不可无定识也。胁下为肾，属中下二焦水道之关键（由中焦而上出胸中，上接肺阴，出皮毛为汗，肺气下行，津液还入胃中，滋溉大肠，余则由胁下肾脏走下焦输泄膀胱为尿）。水道阻于关键，故胁下痛。伤寒误下成痞，足为旁证。卧者平时偏著之处，即为痛处。所以然者，著则气凝也。阴寒内据，则浮阳外越；阴寒不破，则孤阳无归。且其脉紧弦，发热则见数。用大黄附子汤者，后文所谓"脉弦数者，当下其寒"也。方中附子、细辛以祛寒而降逆，行水而止痛，更得大黄以利之，则寒之凝瘀者破，而胁下水道通矣。《内经》云：痛则不通。宣其然乎！

寒气厥逆，赤丸主之。

赤丸方

乌头二两，炮　茯苓四两　细辛一两　半夏四两

上四味，末之，内真朱为色，炼蜜为丸，如麻子大，先食饮，酒下三丸，日再夜一服。不知，稍增之，以知为度。

寒气厥逆，此四逆汤证也。然则仲师何以不用四逆汤而用赤丸？知此意者，方可与论赤丸功用。盖汤剂过而不留，可治新病，不可以治痼疾。且同一厥逆，四逆汤证脉必微细，赤丸证脉必沉弦。所以然者，伤寒太阴、少阴，不必有水气，而寒气厥逆，即从水气得之。肾虚于下，寒水迫于上，因病腹满。阳气不达四肢，乃一变而为厥逆。方用炮乌头二两，茯苓四两（茯苓无真者，惟浙苓为野山所产，但不出省，云南产更少），细辛一两，生半夏四两，朱砂为色，取其多，炼蜜成丸，取其不滑肠，无分量者，但取其足用也。方治重在利水降逆，便可知厥逆由于水寒，即乌头、细辛回阳功用，实亦足以行水而下痰，朱砂含有铁质，足以补血镇心，使水气不得上僭。丸之分量不可知，如麻子大则甚小。每服三丸，日再服夜一服者，欲其缓以留中，使得渐拔病根也。此则用丸之旨也。

腹满，脉弦而紧，弦则卫气不行，即恶寒，紧则不欲食，邪正相抟，即为寒疝。寒疝绕脐痛，若发则白津出，手足厥冷，其脉沉紧者，大乌头煎主之。

大乌头煎

乌头大者五枚，熬去皮，不必咀

上以水三升，煮取一升，去滓，内蜜二升，煎令水气尽，取二升，强人服七合，弱人五合。不差，明日更服，不可一日更服。

今人用附子，熟者能用一钱，已为彼善于此，至于生附用至三钱，已令人咋舌，况在乌头。脱遇重证，有坐视其死耳。又其甚者，已不能用，而又禁病者之服，非惟寡识，抑又不仁。予读《金匮》，至大乌头煎及乌头桂枝汤，为之废书三叹。乌头药力大于附子，干者小于附子，一枚合今权三钱有奇，五枚当得今权一两半；以水三升煮取一升，去滓纳蜜二升，煎令水气尽，取二升，乌头之膏液，固已尽入于蜜；强人服七合，则为三之一，弱人五合，则为四之一；不差者，明日更服，何尝不慎之又慎。仲师卒毅然用此者，正以危急之证，非此不能救死也。夫寒疝所由成，大率表阳不达，而阴寒内乘，阳衰于外，故恶寒而脉弦；阴乘于内，故不欲食而脉紧。表寒与里寒并居，然后绕脐急痛，发为寒疝。阴寒内迫，至于白津下泄，剥之上九，几不得硕果之孤悬，设非大破阴寒，此证将成不救。此予所以苦口相告，愿天下有心人，奉仲师为瓣香者也。

寒疝，腹中痛，及胁痛里急者，当归生姜羊肉汤主之。

当归生姜羊肉汤方

当归三两　生姜五两　羊肉一斤

上三味，以水八升，煮取三升，温服七合，日三服。若寒多，加生姜成一斤；痛多而呕者，加橘皮二两，白术一两。加生姜者，亦加水五升，煮取三升二合服之。

人体血分多则生热，水分多则生寒。腹为足太阴部分，脾为统血之脏，水胜血寒则腹痛；胁下足少阴部分，肾为寒水之脏，水气太盛，则胁痛而里急。当归生姜羊肉汤，当归、羊肉以补血，生姜以散寒，而其痛自止。虚寒甚者，可于本方加生附子一枚，不但如仲师方后所载痛多而呕者，加橘皮、白术已也（此方为妇科温经补血良剂，另详）。

寒疝，腹中痛，逆冷，手足不仁，若身疼痛，灸刺诸药能治，抵当乌头桂枝汤主之。

乌头桂枝汤方

乌头五枚

上一味，以蜜二升煎，减半，去滓，以桂枝汤五合解之，令得一升后，初服五合，不知，即服三合；又不知，复加至五合。其知者如醉状，得吐者为中病。

腹痛逆冷，手足不仁，身疼痛，视大乌头煎一证，似为稍缓。按《伤寒论》，凡身疼痛而无里证者，用麻黄汤以解表，兼里证而欲使之外达者，则用桂枝汤以解肌。乌头桂枝汤，用乌头煎以回里阳，复加桂枝汤以救表阳。以蜜二升煎减半者，煎去蜜之半而止，复减其半，而取桂枝汤之半数相加，合得一升，而又仅服五合，不知，更服三合，又不知，更服五合，岂不慎之又慎。最后却云"其知者如醉状，得吐者为中病"，此非亲验者不能言。盖乌头性同附子，麻醉甚于附子，服后遍身麻木，欲言不得，欲坐不得，欲卧不得，胸中跳荡不宁，神智沉冥，如中酒状，顷之，寒痰从口一涌而出，胸膈便舒，手足温而身痛止矣，服生附子者往有此见象。予与长女昭华，俱以亲试而识之，但昭华因痰饮服之，则呕痰而愈；予以寒利服之，则大泄而愈，要其为麻醉则一也。

其脉数而紧，乃弦，状如弓弦，按之不移。脉数弦者，当下其寒；脉紧大而迟者，必心下坚；脉大而紧者，阳中有阴，可下之。

脉数为阳热，为气；紧弦则为阴寒，为水。惟其独阴无阳，故脉如弓弦。按之不移者，言其紧张搏指，盖虽有歧出之脉，要当以弦脉为准，此正如航海南针，随所往而不迷所向，故无论脉弦而数，脉紧大而迟，脉大而紧，皆当以温药下之。而浮阳之数与大，俱可不问矣。仲师但言当下其寒，心中坚，阳中有阴，未出方治，陈修园以为即大黄附子汤，殆不诬也。

问曰：人病有宿食，何以别之？师曰：寸口脉浮而大，按之反涩，尺中亦微而涩，故知有宿食，大承气汤主之。脉数而滑者，实也，此有宿食，下之愈，宜大承气汤。下利，不欲食者，此有宿食，当下之，宜大承气汤。

大承气汤方见伤寒阳明篇，又见"痉病"。

予每见脉滑数及下利不欲食者，既莫不以大承气汤为主治之方矣，此脉证之易知者也。凡人胸腹上下有凝滞之处，其脉必滑，是故湿痰多者其脉滑，妊娠者其脉滑，中有所阻而气反有余也。下利不欲食，其人必有渴饮、阙上痛、不寐或心下痞闷及腹痛拒按诸证。惟寸口浮大，按之反涩，尺中微而涩者，最为难辨。盖浊阴不降，阳气不宣，故脉涩。寸口脉大者，肺与肠为表里，腑气不通，肺中吸入之气，格而不受，故寸口独大，此可见吸气必促。涩者，凝滞之象，按之反涩，即可见腑滞不行，合之尺中之微而涩，益可决为当下之证矣。按伤寒阳明篇有谵语、潮热、脉滑疾服小承气汤，不转矢气，脉反微涩者为难治。彼惟不见浮大而但见微涩，故为里虚，此则寸口浮大，气不下达，故知为宿食也。

宿食在上脘，当吐之，宜瓜蒂散。

瓜蒂散方

瓜蒂一分，熬黄　赤小豆二分，煮

上二味，杵为散，以香豉七合，煮取汁，和散一钱匕，温服之，不吐者少加之，以快吐为度而止。

宿食在上脘，其气痞闷而不通，下不入于小肠，留积中脘，梗塞而不能下，非引而越之，使之倾吐而出，则胃气不降，而新谷不纳，故宜瓜蒂散以吐之。盖此证必有寒痰，故《伤寒沦》谓之胸有寒，可见宿食所以留积上脘者，为湿痰所格故也。

脉紧，如转索无常者，宿食也。

脉紧，头痛风寒，腹中有宿食不化也。

宿食而见涩脉，已不易辨，至于紧脉，则尤在疑似之间。紧为表寒，惟表寒之紧，按之益紧；惟宿食之脉，则如转索无常，忽松忽紧。亦有因外感风寒而停食者，其脉亦紧，其头必痛，此头痛为矢气上冲，一经下后，当得微汗，头痛止而风寒亦散矣，此予在苏垣亲验之。

五脏风寒积聚病脉证并治第十一

肺中风者，口燥而喘，身运而重，冒而肿胀。

《内经》言肺风之状有三：一曰"多汗恶风"，即太阳中风证象，杂病亦有之，盖即"痉湿暍篇"所谓脉浮身重汗出恶风之防己黄芪汤证。汗欲泄而风从毛孔相薄，故恶风；风中于毛，湿留于肌，故身重；在表，故脉浮。可见《内经》言汗出恶风，即本篇身运而重之证。身运者，风动于外，头目眩转坐立不定之象也。二曰"时咳"，此即"咳嗽上气篇"所谓风舍于肺，其人则咳，上气，喘而燥，欲作风水，发其汗即愈之证也。可见《内经》所谓时咳，即本篇口燥而喘之证。风薄于外，故燥；湿郁于内，故喘也。三曰"昼瘥暮甚"，此即身疼发热日晡所剧之麻黄杏仁薏苡甘草汤证也，失此不治。表阳日痹，寒水陷于皮中，乃变为一身悉肿之风水，而为越婢汤证，甚则为久咳苦冒之支饮证。可见《内经》言昼瘥暮甚，为本篇冒而肿胀之积渐。水气停蓄，故肿胀；冲气上逆，故冒也。合参之而其义始备也。

肺中寒，吐浊涕。

寒从皮毛入，即内应于肺，太阳寒水为之不行，气闭热郁，乃吐浊涕。表寒不散，即里热不清，发其汗即愈。若不知病源而漫为清燥，失之远矣。

肺死脉，浮之虚，按之弱如葱叶，下无根者，死（脉，旧讹脏，今订正）。肺脉之绝也，《内经》谓之但毛无胃，此云浮之虚，按之弱如葱叶，下无根者死。盖浮按即轻如风絮，软若游丝，稍重似有，沉取则无之脉也，得此脉者，其气不续，故主死。按：肺死脏之"脏"字，当为"脉"字之误，诸家解为真脏脉，文义不通，特更正之。

肝中风者，头目眩，两胁痛，行常伛，两臂不举，舌本燥，善太息，令人嗜甘（此条两臂不举三句，旧讹在后条，今订正之）。

肝为藏血之脏，而主一身之筋节。所谓中风者，亦血虚生风之类，非比肺脏外应皮毛，真有外风袭之也。肝脏血虚，则风动于上而头目眩，此证仲师无方治，当用熟地以补血，潞参以补气，重用龙骨、牡蛎以镇之，其效至速，万不可疏风破气。眩甚者，目中房舍林木旋转不已，往往途中颠仆。至于两胁痛，行常伛，则血弱气尽，邪正相持，结于胁下之小柴胡汤证也。肝脏血足则柔，风胜则燥，燥气薄于脾脏，则腹痛，食甘稍缓和，故令人嗜甘，此先予小建中汤，不差者与小柴胡汤之证也。按：后节两臂不举三语，亦为肝中风，列于肝中寒下，实为传写之误。风燥而血不养筋，故两臂不举；血虚于下，风胜于上，故舌本燥（《内经》肝中于风，嗌干）；风胜而气郁，故善太息。此理甚明，特订正之。

肝中寒者，胸中痛，不得转侧，食则吐而汗出也。

肝中寒之证有三：曰胸中痛，曰不得转侧，曰食则吐而汗出。胸中痛有二证：一为水寒血腐，蛔虫滋生，固当有蛔上入膈之乌梅丸证，谓之蛔厥；亦有如后文所云胸常气痞，按之小愈之旋覆花汤证，谓之肝著。肝胆之气，主疏泄营卫二气，太阳寒水，与太阴寒湿并居，则肝胆不得疏泄，故凝滞胸膈作痛。不得转侧亦有二：一为寒阻胸膈，阳气不通，水道阻于下焦，痛连胁下，不得转侧，则为胸胁苦满，往来寒热或胁下痞硬之小柴胡汤证；亦有脾脏蕴湿，寒湿凝闭肌腠者，则为一身尽重不可转侧之柴胡加龙骨牡蛎汤证。肝胆与胃同部，胃底原有消食之胆汁，肝中寒，则胃中亦寒，故食即吐酸而汗出，此即呕而胸满之吴茱萸汤证。阳明病之不能食，为胃中虚冷，亦正以肝脏困于寒湿，消食之胆汁少也。

肝死脉，浮之弱，按之如索不来，或曲如蛇行者死。

肝脉之绝也，《内经》但言但弦无胃，此云浮之弱，谓浮取之无力也，重按之则如绳索之弦急，忽然中止，则弦而见代脉矣。曲如蛇行，即痉证发其汗其脉如蛇之证，盖筋脉以燥而强急也。

肝著，其人当欲蹈其胸上，先未苦时，但欲饮热，旋覆花汤主之。

旋覆花汤方

旋覆花三两，即金沸草 葱十四茎 新绛少许

上三味，以水三升，煮取一升，顿服。

肝著之病，胸中气机阻塞，以手按其胸，则稍舒，此肝乘肺之证也。胸中阳气不舒，故未满时常引热以自救。旋覆花汤方，用葱十四茎以通阳而和肝，旋覆花三两以助肺，新绛以通络，而肝著愈矣。

心中风者，翕翕发热，不能起，心中饥，食即呕吐。

风邪入脏，舌即难言，口吐涎，"中风篇"既言之矣。乃又有翕翕发热、不能起、心中饥、食即呕吐之证，与前证是一是二，前人未有言及此者，此大可疑也。按：此为风邪袭肺，吸动心阳之证。心阳随卫气外泄，故翕翕发热；热伤气，故无气以动而卧不能起；心营虚，故嘈杂似饥；胃底胆汁，为风阳吸而上逆，故食入即呕吐。风一日不去，则心阳一日不定，胃气一日不和。是当用黄芪、防风以泄风，甘草、大黄以降逆，不必治风而风自愈。若漫用羚羊以熄风，犀角以凉心，则失之矣。

心中寒者，其人苦病心如啖蒜状，剧者心痛彻背，背痛彻心，譬如虫注。其脉浮者，自吐乃愈。

此乌头赤石脂丸证，说详"胸痹篇"，不赘。

心伤者，其人劳倦，即头面赤而下重，心中痛而自烦，发热，当脐跳，其脉弦，此为心脏伤所致也。

此营虚证也。营虚则虚阳浮于上而头面赤。浊阴滞于下，浮阳吸之，则为下重。下重者，大便欲行而气滞也。此证当便脓血，但证由劳倦而见，即属虚寒，当用桃花汤以温中去湿，或用四逆理中，而非实热之白头翁汤证。阳气浮于上，则心中热痛自烦发热；浮阳吸肾邪上僭，则当脐跳动，此与发汗后欲作奔豚同。脉弦者，阴寒上僭之脉也。此盖心阳虚而冲气上冒之证，故曰为心脏所伤。法当用桂枝以扶心阳，甘草大枣以培中气，桂枝加桂汤，茯苓桂枝甘草大枣汤，正不妨随证酌用也。

心死脉，浮之实，如麻豆，按之益躁疾者，死。

心脉之绝，《内经》云但钩无胃，谓如带钩之坚实数急而不见柔和也。此云浮之实，如麻豆，即以坚实言之；按之益躁疾，即以数急不见柔和言之也。

邪哭，使魂魄不安者，血气少也。血气少者属于心，心气虚者，其人则畏，合目欲眠，梦远行，而精神离散，魂魄妄行。阴气衰者为癫，阳气衰者为狂。

"邪哭"，当从黄坤载作"邪入"，陈修园谓如邪所凭而哭，此望文生训之过也。表邪乘里，必从其虚。气少则卫虚，血少则营虚，营卫两虚，则外邪从皮毛肌腠而入。曰使人魂魄不安者，不过言梦寐之不安，原不指肝肺二脏言之。心为主血之脏而主脉，营气之环周应之，故血气少者属于心。心气虚则中馁，故善畏，神魂不宁，故合目即梦远行，而精神离散，魂魄妄行，譬之釜下薪火将灭，烟腾而熛飞，将一散而不可收也。此证正虚为重，外邪为轻，治此者朱砂以镇之，枣仁以敛之，熟地、潞参、当归以补之，而又加远志以化痰，半夏以降逆，秫米以和胃，或者十活四五。否则积之既久，虽不即死，为癫为狂，将成痼疾矣（太阴无阳气，则脾脏聚湿成痰，痰蒙心窍是为癫；阳明无阴气，则肠胃积燥生热，热犯心包是为狂）。

脾中风，翕翕发热，形如醉人，腹中烦重，皮目瞤瞤而短气。

脾脏主湿，风中于肌肉，内应于脾，留著不去，即为风湿。原其始病，盖即伤寒太阳篇系在太阴之证也。翕翕发热，形如醉人，此即太阳篇翕翕发热鼻鸣干呕之桂枝汤证。腹为足太阴部分，风中脾脏，里湿应之，风湿相抟，故腹中烦重；风淫于上，吸水湿上行，肺气为之阻塞，故皮目怵瞤而短气。此证湿邪不流关节而入于里，轻则为风湿，重则为风水。风邪吸于上，则湿邪壅于腹部而不行，非去其上之所吸，则下部之壅湿不去，窃意越婢加术汤，亦可用也。

脾死脉，浮之大坚，按之如覆杯洁洁，状如摇者，死。

脾脉之绝，《内经》言但代无胃，而不举其形状，此言浮之坚，按之如覆杯洁洁，即但代无胃之的解也。浮取似实，重按绝无，或如杯中酒空，覆之绝无涓滴，或忽然上出鱼际，忽然下入尺部，初如摇荡不宁，继乃卒然中绝，后人所谓雀啄脉也。

趺阳脉浮而涩，浮则胃气强，涩则小便数，浮涩相抟，大便则坚，其脾为约，麻仁丸主之。

麻仁丸方

麻仁二升 芍药半斤 大黄去皮，一斤 枳实半斤 厚朴一斤，去皮 杏仁一升，去皮尖，熬别作脂

上六味，末之，炼蜜和丸，桐子大，饮服十丸，日三服，渐加以知为度。

此条见伤寒阳明篇，趺阳脉在足背，为胃脉之根，浮则胃气上盛，涩则阴液下消，胃热盛而小便数，乃见浮涩相抟之脉，抟之为言合也（抟，合也，义如抟沙为人之抟，言合两而为一也。今本皆误搏，搏之为言击也，义如搏而跃之之搏，按之文义，殊不可通，今订正之）。胃液日涸，遂成脾约，此脾约麻仁丸方治，所以为阳明证也。

肾著之病，其人身体重，腰中冷，如坐水中，形如水状，反不渴，小便自利，饮食如故，病属下焦，身劳汗出，衣里冷湿，久久得之，腰以下冷痛，腹重如带

五千钱，甘姜苓术汤主之。

甘草干姜茯苓白术汤方 一名肾著汤。

甘草、白术各二两 干姜、茯苓各四两

上四味，以水五升，煮取三升，分温三服，腰中即温。

由肾达膀胱，为水道所自出，古人谓之下焦，西医谓之输尿管，故有谓三焦有名无形者，不特与《内经》不符，求之仲师意旨，亦然未合。此可见汉以后医家无通才也。即以肾者一证言之，仲师言"其人身体重，腰中冷，如坐水中，反不渴，小便利，饮食如故，病属下焦"。身体重为水湿泛滥渗入肌肉，肌肉著湿，故体重；腰中冷如坐水中，形如水肿，则寒湿壅阻寒水之脏也；水气阻于腰以下，则津不上承而当渴，小便当不利，而反见口中不渴，小便自利，里脏无阳热，则小便色白，不言可知；曰欲食如故，病在下焦者，明其病在水道也。原其得病之始，则以"身劳汗出，里衣冷湿，久久得之"。盖上焦在胸中，西医谓之淋巴干，为发抒气水作汗之枢机。汗出而里衣沾渍，则毛孔闭塞，而水气内积，下注寒水之脏，则腰以下冷痛；水道虽通于下，而水之上源，不能化气外出，则积日并趋于下，输尿管不能相容，水乃溢入腹部，与湿并居，故粘滞不下利，而腹重如带五千钱。师主以甘草干姜茯苓白术汤者，作用只在温脾去湿，盖以腹为足太阴部分，腹部之寒湿去，不待生附走水，而腰部当温也。

肾死脉，浮之坚，按之乱如转丸，益下人尺中者，死。

肾脉之绝，《内经》云但石无胃，此云浮之坚，坚者，实也；曰按之乱如转丸，益下人尺中，是躁疾坚硬，动至尺后而无柔和之象也。

问曰：上焦寒，善噫，何谓也？师曰：上焦受中焦气，未和不能消谷，故能噫耳。下焦寒，即遗尿失便，其气不和，不能自禁制。不须治，久则愈。

此节发端原有"三焦竭部"四字，当是编书旧标目，传抄者误入正文耳。但"竭"字亦不可解，上焦在胸中为发抒水气之总枢，上焦竭，则淋巴干乳糜不足，胸中当热，不当云善噫；下焦水道涸，则大便当硬，不当云遗溺失便。以下节三焦热观之，"竭"字当为"寒"字之误。盖寒人胸中，胃底脺脏，吸收小肠水液，为上焦寒气所压，不能发抒，而留于中脘，胃寒不能消谷，故善噫。噫者，气从咽中出，哑哑有声，有时兼有食臭之谓。下焦合肾与膀胱，下焦水寒，即遗尿失便，不能自禁。此证正需四逆、理中，然则仲师所谓不须治，久则愈者，亦谓不须治上下二焦，非谓不治中焦也，善读者当自悟之。

师曰：热在上焦者，因咳为肺痿；热在中焦者，则为坚；热在下焦者，则尿血，亦令淋闭不通。大肠有寒者多鹜溏，有热者便肠垢。小肠有寒者，其人下重便血；有热者必痔。

胸中发抒水液之枢，不能自行发热，所谓上焦热者，要为大肠燥实而移热于肺，此所以因咳为肺痿也，故治痿独取阳明；热在中焦，中焦为脾与膵吸收水液之处，水液为胃热所夺，自汗过多，则胃以燥而便难；下焦由肾接膀胱，膀胱两旁为血海，热入胞中则尿血，热留精管，败精阻之，则淋闭不通。大肠寒则便溏，热伤血络，则便脓血，然亦有水寒血败而便脓血者，桃核承气汤证，正不当与桃花汤证同治也。小肠之端，为十二指肠，胆汁入焉，胆汁最燥，胆汁不足，则小肠寒而下重便血。先言下重，后言便血，此即先便后血之黄土汤证也。小肠有热，则湿热注于大肠，壅阻肛门，乃病痔疮，此证惟枯痔散最神效。方用白矾煅尽白烟研末一钱、枯矾二钱、乌梅炭研末一钱、朱砂三分，和研，手指蘸药敷痔头燃之，一日二次，五六日出臭水，水尽痔枯，重者不过半月，可以痊愈。

问曰：病有积，有聚，有谷气，何谓也？师曰：积者，脏病也，终不移；聚者，腑病也，发作有时，展转痛移，为可治；谷气者，胁下痛，按之则愈，复发，为谷气。

腹中阻滞之病，大概有三：积为脏病云者，心积伏梁、肾积奔豚、肝积肥气、肺积息贲、脾积痞气是也。

然师以为终不移，似不可以概奔豚。奔豚之病，有痞块从少腹上冲心下，但痛定后仍在少腹，是终不移也。然奔豚一证，得自惊恐，要为肝肾两经病，正不当以肾积名之。心下之伏梁，为予所亲见，至如中脘之痞气，左胁之肥气，右胁之息贲，皆未寓目。大抵久留不去之病，必非可以急攻者，加味平胃散，至为平稳（苍术、陈皮、厚朴、甘草、扁蓄、瞿麦、炒大麦芽、川芎各五钱，沉香、木香各一钱，大黄二两）。服药末三钱，姜汤送下，须于黄昏时不进晚餐服之，明早大便，必见恶物，一月可愈，一切加减法，在陈修园《时方妙用》中。聚有血有痰有气有水，一时凝闭不通，则聚而为痞，发则辗转痛移。痰则痛在心下，血则痛连少腹，随其实而泻之，则其病易愈，故曰可治。谷气为食滞，食滞当在脐下，此云胁下痛者，误也。按之则小愈，更发则仍痛，此证服饭灰即愈。陈修园不知"檕"为"谷"字之误，乃以为馨香之"馨"，亦可笑已。

诸积大法，脉来细而附骨者，乃积也。寸口，积在胸中；微出寸口，积在喉中；关上，积在脐旁；上关上，积在心下；微下关，积在少腹；尺中，积在气冲；脉出左，积在左；脉出右，积在右；脉两出，积在中央。各以其部处之。

积为阴寒之证，故脉细而沉。曰在寸口积在胸中者，则寸口脉沉迟之胸痹证也；曰微出寸口积在喉中者，则妇人咽中如炙脔之半夏厚朴汤证也；曰关上积在脐旁者，则绕脐痛脉沉紧之寒疝证也；曰上关上积在心下者，则心积伏梁之证也；曰微下关积在少腹者，自非肾积奔豚证，即瘀血在少腹不去也；曰尺中积在气冲者，则妇人经候不匀，气冲急痛之证也；曰脉出左积在左，脉出右积在右，脉两出积在中央者，谓所病部分不同，而脉之部分应之，即《内经》上附上中附中下附下之义也。

痰饮咳嗽病脉证并治第十二

问曰：夫饮有四，何谓也？师曰：有痰饮，有悬饮，有溢饮，有支饮。问曰：四饮何以为异？师曰：其人素盛今瘦，水走肠间，漉漉有声，谓之痰饮；饮后水流在胁下，咳唾引痛，谓之悬饮；饮水流行，归于四肢，当汗出而不汗出，身体疼重，谓之溢饮；咳逆倚息，不得卧，其形如肿，谓之支饮。

首节先辨四饮之名，次节进求四饮之义。水与津液并居，则为痰饮；痰粘胸膈，水湿流入痰囊，倒悬肠间，则为悬饮；水溢四肢，则为溢饮；水痰为冲气上激，支撑胸膈，则为支饮，是为四饮定名。夫所谓痰饮者，太阳寒水，失于开泄，外不达于皮毛，内不行于下焦，于是留积成痰；人体水分与血分平均则盛，水气不达于皮毛肌腠，血肉中水分不充则瘦，故病痰饮者，往往素盛而今瘦；水痰下注大肠，则漉漉有声，此肺病延入大肠之证也。所谓悬饮者，水至中焦，阳气不足，不能直达下焦，于是结于胁下而病支满，咳则痛引胸胁，此下焦不通之证也。所谓溢饮者，表汗不泄，与太阴之湿混杂，即身体为之疼重，疼重者，脾阳不运，肌肉为水气所痹也；水流四肢，则四肢肿，谓水从中道外溢也；所谓支饮者，冲气从下上逆，支撑无已，故咳逆倚息不得卧；表里水气壅塞，故其形如肿。此则四饮之义也。

水在心，心下坚筑短气，恶水不欲饮。水在肺，吐涎沫，欲饮水。水在脾，少气身重。水在肝。胁下支满，嚏而痛。水在肾，心下悸。

心为君主之官，居清阳之位，诸脏可以有水，而心脏不当有水。所谓水在心者，直以水气凌心言之，水气不能作汗外泄，内陷中脘，则心下坚硬而短气；恶水不欲饮者，心阳被遏而中气寒也。肺主皮毛，卫气充，则太阳寒水，外泄皮毛而为汗；卫气虚，则太阳之气留于胸中而为水。胸中阳气蒸化，乃一变而成似痰非痰之涎沫，吐之不已；津液日耗，乃欲饮水，水入不化，涎沫益多。脾主一身肌肉，而为湿脏，水湿混杂，伤及中气，肌肉不禀中气，故少气而身重。肝脉布胁肋，水在胁下，故曰水在肝。太阳之脉，夹脊抵腰中，与三焦水道并行，中焦水道瘀积，则胁下支满。胁下为寒水之脏，水道痞结，故嚏而痛，其实病不在肝也。肾水上泛，水气凌心，故心下悸。是谓五脏饮。

夫心下有留饮，其人背寒，冷如掌大。

留饮者，胁下痛引缺盆，咳嗽则辄已。胸中有留饮，其人短气而渴，四肢历节痛，脉沉者有留饮。

留饮之来源不同，证情则往往相类。阳气痹于外，则水邪停于里，此其握要之区，不可不察也。大抵病之所由成，莫不起于形寒饮冷。形寒者当发汗，汗出太过，内脏燥实，是病阳明；汗出不彻，即为留饮。饮冷者中气先病，水陷于胃与大肠，转为濡泻，是病太阴；水气停蓄上膈，亦为留饮。以手入冷水浣濯，亦多病此，为其阳气痹也。以上二端，病根皆中于太阳，太阳阳气微，则汗尿俱少，始则水停心下，心下当胃之上口，久留不去，寒气遏其心阳，甚则为心痛彻背、背痛彻心之乌头赤石脂丸证；轻则背冷如掌大，而为小青龙汤证。夫饮入于胃之水液，由脾肠从小肠吸收（此脾脏，西医谓之脺，胰液所出），上输胸中，是为中焦；由胸中散布皮毛，是为上焦（二焦皆上行）；散布不尽之水液，还入内脏（伤寒所谓津液还入胃中），由肾走膀胱，是为下焦。下焦不通，则留积胁下，水停腰部，而痛引缺盆（缺盆，俗名琵琶骨，在肩内齐头处），咳嗽则痛不可忍，故欲咳而辄已。已者，中止之谓（辄，原作撤，音近之误）。此为支饮之十枣汤证。胸膈阳微，不能作汗，则水留膈上，阻塞肺脏出纳之气，因病短气；水在胸中，津液不得上承，故渴（必喜热饮）；水不循三焦故道下行，乃流溢四肢而历节痛，此为当发汗之溢饮证，于麻黄加术为宜。水寒不得阳热之化，则其脉沉弦，故曰脉沉者有留饮。若脉不见沉而浮，则犹为风湿证耳。

膈上病，痰，满喘咳吐，发则寒热，背痛腰疼，目泣自出，其人振振身瞤剧，必有伏饮。

伏饮之证，以痰满喘咳为见端，一触外寒，即突然呕吐涎沫，寒热交作，背痛腰疼，呕吐剧时，目泪进出，全身瞤动。所以见寒热者，伏饮本起于太阳，加以新寒，则太阳标本同病。太阳之脉在背，夹脊抵腰，以呕吐牵动经脉，故疼痛；气进于头，故目泣自出；阳衰气弱，故全身振振瞤动。今之医家，动以瞤动为肝风，殆不然也。（按：此证仲师不出方治，似宜真武汤加五味干姜细辛，未知然否。）

夫病人饮水多，必暴喘满。凡食少饮多，水停心下，甚者则悸，微者短气。脉双弦者，寒也，皆大下后里虚。脉偏弦者，饮也。

此节为病痰饮者推原所从来，病者液亏精耗，势必引水以自救，但中阳本虚，饮水过多，未易消解，于是停积心下，卒然而病喘满，此不惟病人为然，凡胃气素虚者皆是。水在心下，甚则目眩而心悸，譬之履危崖而俯百尺之深渊，即懔然而怵惕。其或未甚，肺中吸入之气，亦必因有所格而见促，譬之当炎暑而处无风之密室，必郁然而不怡。惟见象如此，尤当辨之于脉，脉双弦为寒，即为大下后里虚，附子理中汤证；偏弦为饮，为小青龙及苓甘五味姜辛半夏汤证。但此节特举崖略言之。尝见纳谷少而饮酒多者，往往病此，盖酒标热而本寒，酒性一过，悉成寒水，故病停饮；又有身弱多眠者，亦往往病此，盖卧者阳气停，太阳之气内伏，必聚而为湿，久久成痰，亦病停饮。固知治病观其通，幸无泥仲师之言而不为隅反也。

肺饮不弦，但苦喘短气。支饮亦喘而不能卧，加短气，其脉平也。

肺饮、支饮，一在胸中，一在膈间。心下留饮在胸，未及中下二焦，故曰肺饮；上有湿痰之凝沍，下有太阳标热之支撑，故曰支饮。惟仲师俱谓其脉不弦，所以不弦之故，前人未有议及之者，陈修园、黄坤载并谓金能制木，此术家之言，非必为仲师意也。盖肺为水之上源，水气积而不降，但见吸入气短，寒湿犹未甚也，肾脏虚寒，寒水上逆，乃见弦脉，肺饮在上而不在下，故其脉不弦，此苓桂术甘汤及肾气丸之证，但利小便而即愈者也，而支饮胸胁支满视此矣。凡支饮眩冒之宜泽泻汤，呕吐不渴之宜小半夏汤，卒呕吐、膈间有水、眩悸者，宜小半夏加茯苓汤，一切导水下行者视此矣。盖二证初起，皆在阳位，未涉阴寒，故其脉不弦者，特为始病而言，未可据为成例。若执此而求之，则后文"咳家脉弦为有水，十枣汤主之"，设支饮不弦，"咳烦胸中痛，不卒死"之支饮，不当更云宜十枣汤矣；设谓支饮不涉阴寒，则后文之"咳而胸满"者，与"冒而呕"者，不当用苓甘五味姜辛汤及苓甘五味姜辛半夏汤矣。要知凡饮皆始于肺，以失治而浸成支饮，支饮失治，由胸下胁，转为悬饮。胁下固厥阴脉络所在，而实为少阴之脏，水道出焉，水结胁下，肾脏乃寒，下焦寒甚，生附子亦当加入，然后叹仲师"温药和之"之训，为大有深意也。独怪今日市医，遇当用姜、辛之证，不过五六分而止，曾亦念烧萧条之无以御水，而宣防之功不立乎？

病痰饮者，当以温药和之。

近日市医，动以不凉不热为温药，是不然。仲师云"病痰饮者，当以温药和之"，究为何等药味，此不可不辨也。据本篇云"加干姜、细辛以治咳满"，又云"细辛、干姜为热药，服之当遂渴，渴反止者，支饮也"，可知此节所谓温药，即后文所谓热药。又按：太阳篇真武汤后所列加减法，"咳者加五味子、细辛、干姜"，益可信温药之为细辛、干姜矣。

心下有痰饮，胸胁支满，目眩，苓桂术甘汤主之。

苓桂术甘汤方

茯苓、桂枝、白术各三两　甘草二两

上四味，以水六升，煮取三升，分温三服，小便则利。

夫短气有微饮，当从小便去之，苓桂术甘汤主之；肾气丸亦主之。

肾气丸方"见妇人杂病"。

此二节，为支饮脉平、肺饮不弦者出其方治也。夫胸胁支满，属手少阳三焦，三焦水道不通，乃病支饮。目眩者，水饮上冒而眩晕不定也。起于心下，由胸连胁，冲气上逆，喘不能卧，故曰支饮。下焦水道不通，肺脏吸入之气，不能顺受而痛短气，故曰肺饮。仲师所出方治，皆用苓桂术甘汤者，则以饮邪初起，水气仅在三焦而不及内脏，故但扶脾脏以通阳气，使上焦气散，无吸水之力，而水道自通，水道通而饮邪去矣。但若短气之肺饮，亦主以肾气丸者，或病在寒水之脏不能纳气，如"妇人杂病篇"不得卧而反倚息之证。故同一利小便，而方治固自不同也。（按：此二方，但可治痰饮之初病，若饮邪既盛，往往失效。）

病者脉伏，其人欲自利，利反快，虽利，心下续坚满，此为留饮欲去故也，甘遂半夏汤主之。

甘遂半夏汤方

甘遂_{大者三枚} 半夏_{十二枚，以水一升煮取半升，去滓} 芍药_{五枚} 甘草_{如指大一枚，炙}

上四味，以水二升，煮取半升，去渣，以蜜半升，和药汁煎，取八合，顿服之。

卒病宿疾之不同，一辨于脉，一辨于证。如本条所云"其人欲自利，利反快，此为留饮欲去"，其与系在太阴之"暴烦下利，日十余行，脾家实，腐秽当去"者何异？然何以下利之太阴证，不治而自止，此何以虽利而心下续坚满？且太阴自利之证，其脉浮缓，此证何以脉伏？要不可不辨也。盖湿本粘滞之物，太阳寒水与太阴寒湿并居，虽为痰饮所同，而太阳伤寒内传太阴，为日未久，其病根浅，故脉见浮缓；痰饮之病，以积日而后成，其病根深，故其脉见伏，伏之言沉也。病根浅者，但见下利，水湿已并人大肠，故不治而自愈；病根深者，当下利，而水湿之留于膈上者，复趋心下，故心下续见坚满，而必待甘遂半夏汤以因势而利导之。方中甘遂三枚、半夏十二枚，所以去水；芍药五枚、炙甘草一枚，所以疏通血络而起沉伏之脉。盖脉伏者，水胜而血负也。药去滓而和蜜者，欲其缓以留中，使药力无微不达，并取其润下之性，使内脏积垢易去也。此甘遂半夏汤之义也。（陈修园谓甘遂与甘草相反，所以同用者，欲其交战于胃中，使病根产除，未确。）

脉浮而细滑，伤饮。脉弦数，有寒饮，冬夏难治。脉沉而弦者，悬饮内痛。病悬饮者，十枣汤主之。

十枣汤方

芫花_熬、甘遂、大戟_{各等分}

上三味，捣筛，以水一升五合，先煮肥大枣十枚，取八合，去滓，纳药末，强人服一钱匕，羸人服半钱匕，平旦温服之；不下者，明日更加半钱匕，得快利后，糜粥自养。

此节发明悬饮之积渐，欲学者明辨而施治也。其始由太阳传入太阴，故脉浮而并见细滑，滑者，湿象也；

太阳失表，汗液不泄，水气乃内陷胸膈，与湿并居，即为伤饮；水邪不去，由胸及胁，乃见弦脉，是为寒饮。饮邪内陷，阳气郁伏，脉转弦数。寒饮则须温药，伏热尤须凉剂，二者不可兼顾，故冬夏难治。若夫脉沉而弦，沉则为水，弦则为痛，故悬饮而内痛。悬饮者，痰囊系于内脏，水饮蓄焉，故非破囊抉水，病必不愈。此芫花、甘遂、大戟，所以为救死之方治也。

病溢饮者，当发其汗，大青龙汤主之；小青龙汤亦主之。

大青龙汤方

麻黄六两　桂枝、甘草各二两　生姜三两　杏仁四十个　大枣十二枚　石膏如鸡子大，一枚

上七味，以水九升，先煮麻黄减二升，去上沫，内诸药，煮取三升，去滓，温服一升。取微似汗，汗多者温粉扑之。

小青龙汤方

麻黄去节、芍药、干姜、甘草炙、细辛、桂枝各三两　五味子、半夏各半升

上八味，以水一斗，先煮麻黄减二升，去上沫，内诸药，煮取三升，去滓，温服一升。

溢饮一证，以水气旁溢四肢而作，识其病之所从来，便可知病之所由去，所谓解铃须问系铃人也。盖肺主皮毛，肺脏呼吸，即周身毛孔为之张弛，殆有登高

一呼，群山皆应之意。皮毛闭塞于外，即内脏之呼吸不灵，发为喘咳，皮毛一日不从汗解，即咳逆一日不平，水气流溢于四肢者一日不去，此病溢饮者，所以宜大小青龙汤也。但大青龙汤方治，为表汗里热而设，即麻杏石甘汤加桂枝、姜、枣耳，溢饮发汗用此方。或用小青龙汤，其旨安在？盖脾主四肢，胃亦主四肢，中脘有热，逼内脏之水旁溢四肢者，故主以大青龙汤；水饮太甚，内脏不能相容，自行流溢四肢者，故主以小青龙汤。要其为发汗则一也。

膈间支饮，其人喘满，心下痞坚，面色黧黑，其脉沉紧，得之数十日，医吐下之不愈，木防己汤主之。虚者即愈，实者三日复发，复与不愈者，宜木防己汤去石膏加茯苓芒硝汤主之。

木防己汤

木防己、桂枝各三两　人参四两　石膏如鸡子大，二枚，一本十二枚

上四味，以水六升，煮取二升，分温再服。

木防己去石膏加茯苓芒硝汤方

木防己、桂枝各三两　茯苓四两　人参四两　芒硝三合

上五味，以水六升，煮取二升，去滓，内芒硝，再微煎，分温再服，微利则愈。

饮邪留于膈间，支撑无已，肺气伤于水，太阳阳气不得外达则喘；胸中阳痹，水液内停则满；由胸及于

心下，则心下痞坚；寒湿在上，阻遏三阳之络，血色不荣于面，故其色黧黑，此与湿家身色如薰黄同；水盛于上，血分热度愈低，故其脉沉紧。得之数十日，病根渐深，医以为水在上也，而用瓜蒂散以吐之；吐之不愈，又以心下痞坚，而用泻心汤以下之；若仍不愈，医者之术穷矣。不知寒湿久郁，则生里热，胃热合胆火上抗，因病喘逆；饮邪留积不去，则上满而下痞坚。故宜苦寒之防己以泄下焦，甘寒体重之石膏以清胃热，又以心阳之不达也，用桂枝以通之，以津液之伤于吐下也，用人参以益之，此仲师用木防己汤意也。但此证，胃中无宿垢，但有胃热上冲，阻水饮下行之路而喘满痞坚者为虚，故但于方剂中用石膏以清胃热，中脘已无阻碍，盖即阳明虚热用白虎汤之义也；若胃中有宿垢，虽经石膏清热，上冲之气稍平，但一经复发，此方即无效力，故必去清虚热之石膏，加茯苓以利水道，芒硝以通腑滞，膈间支饮，乃得由胃中下走小肠大肠，而一泄无余，盖即阳明实热用大承气汤之义也。此虚实之辨也。

心下有支饮，其人苦冒眩，泽泻汤主之。

泽泻汤方

泽泻五两　白术二两

上二味，以水二升，煮取一升，分温再服。

支饮胸满者，厚朴大黄汤主之。

厚朴大黄汤方

厚朴一尺 大黄六两 枳实四枚

上三味，以水五升，煮取二升，分温再服。

此承上加茯苓芒硝而别出其方治也。水在心下，静则为心悸，动则为冒眩，欲遏水邪之上泛，为木防己汤加茯苓所不能治，仲师因别出泽泻汤，所以抉泛滥之水而厚其堤防也；胃中燥热，逼水上逆，则病胸满，木防己汤加芒硝所不能治，仲师因别出厚朴大黄汤方，所以破中脘之阻膈，开水饮下行之路也。

支饮不得息，葶苈大枣泻肺汤主之。

（葶苈大枣泻肺汤方见"肺痈"。）

肺为主气之脏，为全身呼吸出入之门户，凡肺脏有所壅阻，则全体能张而不能弛。是故风热伤其血络，则肺脏壅塞而气闭；湿痰阻其空窍，则肺脏亦壅塞而气闭。是非立破其壅塞，则呼吸不调。盖无论肺痈之喘不得卧，及本条支饮不得息，莫不以葶苈大枣泻肺汤主之，要其作用，只在抉去所壅，令肺气能张能弛，初无分于血分、水分也。

呕家本渴，渴者为欲解，今反不渴，心下有支饮故也，小半夏汤主之。

小半夏汤方

半夏一升，一本五钱 生姜半斤，一本四钱

上二味，以水七升，煮取一升半，分温再服。

本书之例，呕而不吐者为干呕；凡言呕，皆兼吐言之。故吐水及痰涎，皆谓之呕。胃底胆汁不能容水，胆汁苦燥，与膈上水气相拒，则为呕吐，少阳所以善呕也。但既呕之后，胃中转燥，因而病渴，渴则水邪已去，故为欲解。今反不渴，则以心下支饮方盛，胃底之胆火不炀，故宜生半夏以去水，生姜以散寒，而心下之支饮当去。此证水停心下，阻其胃之上口，势必不能纳谷，"呕吐哕下利篇"云"诸呕吐，谷不得下者，小半夏汤主之"，即此证也。

腹满，口舌干燥，此肠间有水气，己椒苈黄丸主之。

己椒苈黄丸方

防己、椒目、葶苈、大黄各一两

上四味，末之，蜜丸，如梧子大，先食饮服一丸，日三服，稍增，口中有津液，渴者加芒硝半两。

腹满一证，以时减为太阴虚寒，不减为阳明实热，虚寒当温，实热当泻。此其易知者也。若绕脐剧痛之寒疝，当用大乌头煎者，已易与大实满之大承气证淆混，若夫水在肠间之腹满，抑又难为辨别。师但言腹满口舌干燥，又不言脉之何似，几令人疑为阳明燥实。要知太阳水气，不能由肺外出皮毛，留于膈间心下，久乃与太阴之湿混杂，湿本粘腻，与水相杂，遂变水痰。肺与大肠为表里，由表入里，水痰并走肠间，因病腹满。且腹未满之时，肠中先漉漉有声，权其巅末，即可知口舌干燥，为里寒不能化气与液，其脉必见沉弦。仲师主以己椒苈黄丸者，防己、椒目以行水，葶苈、大黄，兼泄肺与大肠也；所以先食饮而服者，则以水邪在下部故也。

卒呕吐，心下痞，膈问有水，眩悸者，小半夏加茯苓汤主之。

小半夏加茯苓汤方

半夏一升　生姜半升　茯苓四两

上三味，以水七升，煮取一升五合，分温再服。

假令瘦人脐下有悸，吐涎沫而颠眩，此水也，五苓散主之。

五苓散方

泽泻一两六铢　猪苓、茯苓、白术各十八铢　桂枝半两

上五味，为末，白饮服方寸匕，日三服，多服暖水，汗出愈。

痰饮之未成者，始于水，水因寒而停则为饮，水与膏液混杂则为痰。水盛则痰浮而上阻胸膈，胆胃被郁，与水冲激，则卒然呕吐；痰在膈间，则心下痞痛；水气冲脑则眩，水气凌心则悸。生半夏能去至高之水，生姜能散膈上之寒，加茯苓能决排水道，此可知仲师出小半夏加茯苓方治，正所以抑在上之水以逆而折之也（茯苓和面伪造，云产固不易得，浙产亦不出省，似不如改用猪苓）。语云"肥人多痰"，瘦人似不当有痰，为其肌

肉皮毛中所含水分少也。水分多者，心下有水，则心下悸；水分少者，水在脐下，则脐下亦悸。水气微薄，虽不至卒然呕吐，然引动上焦，亦必吐涎沫而头目眩晕，此可见仲师出五苓散方治，正所以泄在下之水以顺而导之也。此上下之辨也。（同一心下悸，而发汗后之欲得按者，但用桂枝甘草汤，而不更用去水之生半夏；同一脐下悸，而发汗后之欲作奔豚，惟桂枝、茯苓同五苓散，而重用大枣、甘草以实脾。皆为正虚邪轻而设，故病同而方异也。）

咳家其脉弦，为有水，十枣汤主之。

十枣汤方见伤寒论·太阳篇，又见本篇。

水力至强，体柔而性，刚，滴石则石穿，冲堤则堤坏，故病水者其脉多弦。弦者，沉紧而搏指也。水胜则血负，血分热度日减，则蒸化力弱而卫阳虚微，故仲师以弦为减，谓阳气减也。但水势下趋，似不应上逆为咳，不知痰湿粘滞，下游水道不通，则高原泛滥日甚。是非破东南之壅塞，则西北之泽洞无归，此十枣汤一方，所以尽抉排疏瀹之能也。予每见病痰饮者，大小便往往不通，此即下游壅塞之明证。所以用十枣者，一因药力猛峻，恐伤脾胃；一因痰涎未易浣濯，用甘味之十枣，以缓芫花、大戟、甘遂之力，使如碱皂之去油垢，在渐渍，不在冲激也。

夫有支饮家，咳烦，胸中痛者，不卒死，至一百日，或一岁，宜以十枣汤。

水气支撑胸膈，故名支饮。此证大便不通，上湿下燥，肠胃之热上攻，则咳而心烦；痰积胸中，故胸中痛；不卒死者，谓不猝然而死也，然死机已伏，故有百日而死者，有经一载而死者。尝见大小便不通，气喘不得卧，卧即咳逆不得息，叠被而倚之，此一月十五日而死者也；亦有大小便时通，发时则三五日不通，咳则目睛突出，气出不续，过即如故，但膈间留饮，愈积愈厚，则愈发愈勤，此一岁而死者也。知死之所由去，即知生之所从来。盖非猛峻之十枣汤，驱水入大肠，以抉荡肠中燥气，病必不治。予先慈邢太安人病支饮有年矣，丙寅春，忽然昏迷若癫状，延医诊治，皆曰危在旦夕，予不得已，制十枣汤进之，夜半而利，下痰无算，明旦清醒如平人矣。后至上海恽禹九家，其孙祥官，同乡张尔常门人也，本无病，尔常以其累逃塾，使予诊之。予诊其脉，左脉弦，问所苦，则曰胸中痛，予曰："此真病也"，以十枣汤方付之，明旦，大下痰涎，冷甚，以为愈矣。翌日来诊，脉弦如故，仍令服前方，下痰更多，继以姜辛五味而愈，不更病矣。丙辰冬，无锡强鸿培病（此人开饭作），人皆目为肺劳，咳而上气，胸中满痛，无大小便，叠被而倚息，喘声达户外。予诊其脉，沉伏而弦急，因令服十枣汤，每服六分，日一服，每进一服，其痛渐移而下，服至四剂，始下，冲气乃平。又能治小儿痰饮，俗称"马脾风"，七日见血即死。予尝治其寿侄，时方三岁，又治潘姓小儿名阿煦者，皆以泻痰得愈。沈石顽自治痰饮，每服药末一钱半，两服而瘥。可见猛峻之药，益人甚于参苓也。

久咳数岁，其脉弱者可治，实大数者死。其虚者，必苦冒，其人本有支饮在胸中故也，治属饮家。

痰饮为病，有咳烦、胸中痛，或百日或一岁而死者，此期日之至促者也；至于久咳数岁，庶几恒不死之贞疾矣。然水性至刚，病之进退，皆当决之于脉。脉弱不弦，则内脏水气未甚，故其病可治；实大而数，则水邪充于内脏，故其病当死；至如脉由弱而虚，则水气当微。然久咳不已，引动冲气，必苦郁冒，所以然者，则以病人久咳，胸中原有支饮也。按：此证脉虚不弦，既非十枣汤证；脉不沉紧，又非木防己汤证；方治之中，惟泽泻汤为近之，盖泽泻蠲饮，而白术补虚也。

咳逆倚息，不得卧，小青龙汤主之。

小青龙汤方见伤寒论·太阳篇，又见本篇。

咳逆则气出不续，倚息不得卧，则终夜叠被而倚之，不得平卧也。寒气郁于表，饮邪被遏，则激而上冲，固应解表温里，俾外寒与里水双解，此小青龙汤方治，所以为蠲饮之主方也。

青龙汤下已，多唾口燥，寸脉沉，尺脉微，手足厥逆，气从小腹上冲胸咽，手足痹，其面翕热如醉状，因复下流阴股，小便难，时复冒者，与茯苓桂枝五味甘草汤，治其气冲。

苓桂五味甘草汤方

桂枝、茯苓各四两　五味半升　甘草三两，炙

上四味，以水八升，煮取三升，去滓，分温三服。

阳气张于上，则冲气动于下。小青龙汤发其阳气太甚，则口多浊唾而燥；寸脉沉为有水，尺脉微为阴虚；手足厥逆者，中阳痹也；气从小腹上冲胸咽者，以麻黄、细辛之开泄太甚，少阴水气被吸而上僭也；中阳既痹，故手足不仁；虚阳上浮，故其面翕热如醉状；且浮阳之上冒者，复下流阴股而吸其水道，致小水不利；阳不归根，故时上冒颠顶。方用苓桂五味甘草汤，与伤寒太阳篇发汗后欲作奔豚之苓桂大枣甘草汤略同。但彼为脾阳因汗后而虚，不能厚中道之堤防，故用大枣；此为肾气被热药牵引，不能摄下焦之浮阳，故用五味。要其为降冲逆则一也。

冲气即低，而反更咳，胸满者，用桂苓五味甘草汤去桂加干姜、细辛，以治其咳满。

苓甘五味姜辛汤方

茯苓四两　甘草、干姜、细辛各三两　五味子半升

上五味，以水八升，煮取三升，去滓，温服半升，日三服。

降冲气而冲气低，则上冒之浮阳当息，而咳逆可止

矣。而反更咳，胸满，似前方失之太轻。是不然，盖前用小青龙汤，麻黄开泄太甚，迫其汗液，而阳气暴张，小腹之客气，因而上逆；中阳既痹，始则手足厥逆，继而手足痹；甚至上下颠倒，浮阳窜乱，一似电光石火，闪烁无定。此时若以温药化饮，不免助浮阳外抗，于是不得已用苓桂五味甘草汤，以收散亡之阳。盖必冲气渐低，然后可进温药，师于是有苓甘五味姜辛汤方治，以发抒胸中阳气而除其咳满，此先标后本之治也。

咳满即止，而冲气复发者，以细辛、干姜为热药也，服之当遂渴，而渴反止者，为支饮也。支饮者，法当冒，冒者必呕，呕者复纳半夏以去其水。

苓甘五味姜辛半夏汤方

茯苓四两　甘草二两　细辛二两　干姜二两　半夏半升　五味半升

上六味，以水八升，煮取三升，去滓，温服半升，日三服。

此节"更复渴"三字为衍文，"以细辛、干姜为热药"句，为假设之词，当属下读，非承上"冲气复发"言之。若承上言，似但指冲气一层，"服之当遂渴"句，转类节外生枝。若原有"更复渴"三字，则下文当遂渴、反不渴，俱不可通矣。此节大旨，谓咳满止后，上膈气积已疏，当不复病，然亦有咳满方止，冲气复发者。倘因干姜、细辛为热药而发其冲气，服后当立见燥渴，乃本病燥渴，服干姜、细辛而渴反止，则前此之渴，实为支饮隔塞在胸，津液不得上承喉舌，而初非真燥。此证予寓小北门时，治宋姓妇人亲见之，病者平时常患口燥，所服方剂，大率不外生地、石斛、麦冬、玉竹、知母、花粉、西洋参之类。予见其咳吐涎沫，脉弦而体肥，决为痰饮，授以此方，服后，终日不曾饮水，略无所苦。乃知仲师渴反止为支饮之说，信而有征也（此证后以咳逆不得卧，乳中胀痛，用十枣汤加王不留行，大下水痰而愈）。但支饮在胸膈间，中脘阳气被遏，必见郁冒。冒者，胃底胆汁不能容水，冲激而上逆也。故仲师言冒家必呕，盖中阳与支饮相拒，轻则虚阳上浮，甚则卒然呕吐清水痰涎。可知热药实为对病，故治法特于前方中加生半夏以去水，不更忌细辛、干姜也。

水去呕止，其人形肿者，加杏仁主之。其证应纳麻黄，以其人遂痹，故不纳之。若逆而纳之者，必厥，所以然者，以其人血虚，麻黄发其阳故也。

苓甘五味加姜辛半夏杏仁汤方

茯苓四两　甘草、干姜、细辛各三两　五味、半夏、杏仁各半升

上七味，以水一斗，煮取三升，去滓，温服半升，日三服。

前方内半夏以去水，则心下之水气当去，水邪去，则胆胃之火不复上冲，而呕亦当止。但水方止贮中脘，

气不外散，一旦决而去之，未尽之水气不能从表汗外泄，或转留皮毛之里，变为形肿。按：水气病一身面目黄肿者，则越婢加术汤主之；一身悉肿，则越婢汤主之。此水气甚而形肿，药剂中应纳麻黄之证也。但此证业经半夏去水，水气不甚，则形肿当属虚胀。"水气篇"又云"虚胀者为气水，发其汗即已，脉沉者宜麻黄附子甘草汤"，此又水气不甚而形肿，药剂中应纳麻黄之证也。故仲师既于前方中加杏仁，以利肺气而泄皮毛，复申之曰"其证应纳麻黄，以其人遂痹，故不纳之，若逆而纳之，必厥，所以然者，以其人血虚，麻黄发其阳故也"，夫此证之应纳麻黄，仲师既言之矣，但何以见此证血虚？何以见形肿之为痹？何以见麻黄发汗之必厥？历来注释家，固未有能言其意者。盖水盛则血寒，血中热度既低，则吸收力薄，精液不能贯输脉道，而络脉益虚，水病所以血虚也。痹之言闭，血分热度不足则水气之在表者，不能蒸化成汗，故毛孔闭塞而形肿。若用麻黄强责其汗，太阳阳气一时张发于外，则里气益寒而手足见厥。此即衄家不可发汗，疮家不可发汗，失精家不可发汗之例也。

若面热如醉，此为胃热上冲薰其面，加大黄以利之。

苓甘五味加姜辛夏杏大黄汤方

茯苓四两　甘草二两　干姜、细辛各三两　五味、半夏、

杏仁各半升 大黄三两

上八味，以水一斗，煮取三升，去滓，温服一升，日三服，水去呕止，有未尽之水气，因水方外散，痹于表分而形肿者；亦有水分已尽，胃中燥热上冒头面者，于是有面热如醉之形态。盖累进温中泄水之剂，证情决非戴阳，故于前方加杏仁外，更加大黄以利之，所以然者，则以水邪去路，不出于肺，必出大肠也。

先渴后呕，为水停心下，此属饮家，小半夏加茯苓汤主之。

小半夏加茯苓汤方见上。

心下有水，脾精不得挟胃中谷气上溉肺脏而润喉舌，因而渴饮。但胃底含有苦燥之胆汁，胃中热如炽炭，不能容水，水在胃之上口，胃热出而相抗，乃病呕吐。此其所以先渴后呕也。按：此节合上"呕家本渴"节，并见下"呕吐哕下利篇"，以其治属饮家，故本条独出方治也。

消渴小便不利淋病脉证治第十三

厥阴之为病，消渴，气上冲心，心中疼热，饥而不欲食，食则吐，下之不肯止。

此与伤寒厥阴篇同，予向以为非一时并见之证，此特为厥阴本病言之耳。至于消渴，则殊不然，消渴所以起于厥阴者，始于肝脏血虚，血虚则内风生；胆寄肝叶之内，赖肝液为滋养，肝燥而胆不濡，则浮火易动；风与火相抟，于是肺液耗损，引水自救，水能胜有形之火，不能胜无形之风燥，于是饮者自饮，渴者自渴，此消渴所以起于厥阴也。风阳上薄，故气上撞心；热郁心房，故心中疼热；风阳上逆，故饥不欲食；风阳吸于上，胃气逆行，故食即吐。若疑为宿食而误下之，风性疏泄，脾湿随之下陷，乃至一下而不肯止。气上冲则肺燥，屡吐则胃燥，下之不止，则肠亦燥，此为消渴所由成。推本穷原，则但清肝热，滋营血，而阳自息，此证似宜黄连阿胶汤，合百合地黄汤。陈修园谓当于乌梅丸诸方，按证求之，未的。

寸口脉浮而迟，浮即为虚，迟即为劳；虚则卫气不足，劳则营气竭。趺阳脉浮而数，浮即为气，数即消谷而大坚；气盛则溲数，溲数则坚，坚数相抟，即为消渴。

男子消渴，小便反多，以饮一斗，小便亦一斗，肾气丸主之。

肾气丸方见"妇人杂病"。

今之议病者，皆以寸口脉浮为上消，趺阳脉浮为中消，男子消渴节为下消，此不知本之言也。惟黄坤载以阳明为消渴之原，最得主要，《素问·别论》云"二阳结谓之消"，黄氏引而申之曰：二阳者，阳明也，手阳明主燥化，燥在大肠，则消水而便坚；足阳明亦从燥化，燥在胃，则消谷而溲数。太阴行气于三阴，脉候于寸口；阳明行气于三阳，脉候于趺阳；太阴主升阴中之阳，升于脉络，则经气盛；阳明主降阳中之阴，降于肠胃，则腑气和；太阴虚而经气衰，故寸口浮而迟；阳明盛而腑气旺，故趺阳浮而数。虚劳伤其营卫，为发热作渴之原；燥热耗其精液，为消谷引饮之渐。胃热渗于大肠，故大便坚；水饮并入三焦，故小便多，经气虚而腑气实，所谓壮火食气也。此黄坤载本《内经》以释仲师之旨，精义不可磨灭者也。《北齐道兴造像记·附方》有顿服乌麻油一升，神验，当即此证。予按：黄氏此说，言阳明之燥，关于上渴下消，则甚当矣。特以上节厥阴为病核之，上下几成两橛，爰本黄说合上节而申言之。盖胃与肝同隶中部，肝居胃右而斜覆其半体，胆寄肝叶，资血液而后充，脾脏之胰液，合胆汁渗入胃中，为消谷之助。肝脏血液不足，胃底独存苦燥之胆汁，而消食之力更猛。故营卫以虚劳而损，胃中之燥热益增，胆管之下注十二指肠者亦愈热，因是上下俱燥，大便坚而小便更数。少阴病自利清血色纯青之大承气证，亦即胆胃同病。此上渴下消之由。虽在胃与大肠之燥，实出肝阴虚而胆汁生燥也。然则首条言"饥不欲食，食即吐"，此云"消谷"，又将何说以处之？不知首节以病之发端言之，营卫虚于上，是病风燥；胆胃上逆，是病呕吐，仲师虽未明言，而其味必苦，肝阴愈亏，胃底胆火愈炽，乃一变而为消谷。肠胃既燥，大便尽坚，水气乃独行于肾膀，而饮一溲一之证具矣。按此证仲师方治主以肾气丸，肾气丸在"妇人杂病篇"为利小便之药，此证小溲甚数，更服利水之药，小溲毋乃太多？曰否。此方原为调摄肾气而设，肾为水道关键，肾寒水不化气，则水势下趣而小溲数；肾阳不运则气闭，气闭则小溲不通，故病以相反而同治。盖消渴一证，原为肝脾阴虚而胆胃生燥，因致消谷便坚，不比阳明燥实，故用干地黄、山药、山茱萸以滋养肝脾，而胆胃燥气自平；又惧其助湿也，故用泽泻丹皮茯苓以泄之。方中惟桂枝、附子二味，最为主要，桂枝以通脾阳，胸中淋巴干受之，所以疏上焦之水气；附子以通肾阳，输尿管受之，所以温下焦之水，使得化气而润燥，所以然者，则以小溲之多，实由水寒无气故也。

脉浮，小便不利，微热消渴，宜利小便，发汗，五苓散主之。

五苓散方 见伤寒论太阳篇，又见痰饮。

此条见"太阳篇"发汗后条下，盖因大汗之后，浮阳在表，吸下焦水气，不得输泄于膀胱，但用五苓散发汗利小水，俾水道下通，津液上承，而消渴自止。此与真消渴不同，因其相似而类及之（欲发汗，服散后多饮暖水，见《伤寒论》）。

渴欲饮水，水入则吐者，名曰水逆，五苓散主之。

此条见"太阳篇"中风发热条下。夫渴欲饮水，固有阳明实热少少与之而愈者；乃入口而即吐，则是水停心下，津液不生，而渴饮初非燥热，故名"水逆"，为下流之壅塞，此与宿食未消不能纳谷者同。故必浚其下流，津液乃得上承于喉舌，要非人参白虎、竹叶石膏诸方治，所当混投也。

渴欲饮水不止者，文蛤散主之。

文蛤散方

文蛤五两

上一味，杵为散，以沸汤五合，和服方寸匕。

此条见太阳篇病在阳节下，而微有不同。彼以太阳标热及水气，为冷水所遏，太阳寒水与标热停顿心下，意欲饮水而反不渴者出其方治，特用咸寒之文蛤，标本同治，使热随水泄而渴当止；此为渴欲饮水，水人渴不止者言之。盖以水能去阳明实热，不能去太阳标热，加以屡渴屡饮，其水必停，标热薰灼，蕴成湿痰，水更粘滞。文蛤散用蛤壳杵细，开水和服，若今日之砂漏然，隔其渣滓使水清易利，又不独咸寒清热已也。

淋之为病，小便如粟状，小腹弦急，痛引脐中。

仲师于淋证未出方治，但以病情而论，则此证实为虚寒。发端便曰"小便如粟状"，如粟状者，阳气不达于宗筋而精道塞也；肝肾因虚生寒，则少腹为之弦急；肾虚而寒气上乘，故痛引脐中。虽以外证验之，未尝非湿热之交阻，然有服龙胆草而加剧者，亦有服木通累斤而痿顿不起者，则以里阳不达，湿热无自而化也。吾谓治淋之法，病之初起，以疏达瘀滞为急，是犹湿热下利中有宿食而宜大承气者也；病之既久，宜温中通阳，佐以泄水，是犹下利虚寒而宜四逆理中者也。独怪近世庸工一遇淋证，务清肝热而败脾阳，吾见其冥路之日近矣。

跌阳脉数，胃中有热，即消谷引饮，大便必坚，小便则数。

淋之为病，或小溲肿痛，或败精瘀塞，变为癃闭。病此者多懊恢欲死，坐立不安，要未见消谷引饮、大便坚而小便数者。仲师于此节，既不言淋证，而其义则与跌阳脉浮而数大致略同，故予决其为衍文。若夫大肠燥，小溲赤痛，迫精外泄者，阳明证间亦有之，非淋病也。

淋家不可发汗，发汗则便血。

此条见太阳篇，与"衄家不可发汗"同。血与汗为同体，衄家发其汗，则阳气张于上而目直视；淋家发其汗，则阴液损于下而便血。其不从小溲出者，以津道本塞，欲出不得故也。

小便不利者，有水气，其人若渴，栝蒌瞿麦丸主之，

栝蒌瞿麦丸方

薯蓣三两　茯苓三两　栝蒌根二两　附子一枚，炮　瞿麦一两

上五味，末之，炼蜜丸，如梧子大，饮服二丸，日三服。不知，增至七八丸，以小便利、腹中温为知。

天时阳热则生湿，土膏发于地，云气上于天然后雷雨作而沟渠通；阴寒则生燥，风霜日紧，潦水不降，于是蒸气消而溪涧塞。人但知苦热易于生燥，而不知苦寒之尤易生燥也。知此意者，然后可与论栝蒌瞿麦丸方治。证曰小便不利，有水气而渴，此水胜血负，水寒不能化气之证也。三焦水道，以肾为关键，肾寒则水停蓄于下而阳气不升，阳气不升，则肺阴亏于上而津液不降。方用栝蒌根以润肺而止渴，瞿麦以导膀胱而利小便，薯蓣、茯苓以扶脾阳而抑心下水气，要惟以炮附子一枚，为方中主要，观"小便利、腹中温为知"八字，其义自见，盖未服药时，腹中必然冷痛也。

小便不利，蒲灰散主之，滑石白鱼散、茯苓戎盐汤并主之。

蒲灰散方

蒲灰半分　滑石三分

上二味，杵为散，饮服方寸匕，日三服。

滑石白鱼散方

滑石、乱发烧、白鱼各二分

上三味，杵为散，饮服方寸匕，日三服。

茯苓戎盐汤方

茯苓半斤　白术三两　戎盐弹丸一枚

上三味，先将茯苓、白术煎成，入戎盐再煎，分温三服。

小便不利，证情不同，治法亦异。所谓蒲灰散主之者，湿胜热郁之证也。肾脏当寒水下行之冲，水胜则肾阳被遏，由输尿管下结膀胱，而小便不利，用咸寒泄水之蒲灰，合淡渗清热之滑石，则水去而热亦除矣。所谓"滑石白鱼散、茯苓戎盐汤并主之"者，滑石白鱼散，为水与血并结膀胱之方治也。水以寒而易泄，故称太阳寒水，水蓄于下，与胞中血海混杂，乃生里热，热郁则水道不通。故渗之以滑石，佐以善导血淋之发灰，白鱼俗名"蠹鱼"，喜蚀书籍，窜伏破书中，不见阳光，虽性味不可知，大约与土鳖子、鼠妇相等，善于攻瘀而行血者，盖瘀与热俱去，而小便自通矣。茯苓戎盐汤，为膏淋、血淋阻塞水道通治之方也，茯苓、白术以补中而抑水，戎盐以平血热、泄瘀浊，而小便乃无所窒碍矣。此又小便不利，兼有淋证之治也。

渴欲饮水，口干燥者，白虎加人参汤主之。

白虎加人参汤方见《伤寒论》阳明篇，又见"暍"病。

脉浮，发热，渴欲饮水，小便不利者，猪苓汤主之。

猪苓汤方

猪苓去皮、茯苓、阿胶、滑石、泽泻各一两

上五味，以水四升，先煮四味，取二升，去滓，内胶烊消，温服七合，日三服。

此二条并见伤寒阳明篇，为汗下温针救逆之方治。阳不外越，津液内伤，因病口干舌燥；浮热在表，水湿内蕴，因病渴欲饮水，小便不利。津液伤，则以清热生津主治，方治宜白虎加人参者，为其热伤气分也；里水郁，故以导水邪清血热主治，方治宜猪苓汤，用阿胶者，为其湿伤血分也。此卫与营之辨也。

水气病脉证并治第十四

师曰：病有风水，有皮水，有正水，有石水，有黄汗。

风水，其脉自浮，外证骨节疼痛，恶风；皮水，其脉亦浮，外证胕肿，按之没指，不恶风，其腹如鼓，不渴，当发其汗；正水，其脉沉迟，外证自喘；石水，其脉自沉，外证腹满不喘；黄汗，其脉沉迟，身发热，胸满，四肢头面肿，久不愈，必至痈脓。

水与气相为消长，水温则气生，水寒则气夺，气夺则卫阳痹于外，营阴痹于里，水即顿滞而不行。其病凡四，有风水、皮水、正水、石水之别，黄汗则似水非水。风水之病，起于中风，中风不愈，汗液凝于肌理，乃病风湿，风湿不愈，水气因寒凝聚，乃病风水，故脉浮、恶寒与中风同，外证骨节疼痛与风湿同。盖湿不甚者为湿，湿胜者即为水，表阳一日不达，即里气一日不和，此水气之病，由于脾阳顿滞者也。皮水之病，或起于中暍。"痉湿暍篇"所谓身热疼重，夏月伤冷水，水行皮中所致者是也；或起于伤寒，"痉湿暍篇"所谓伤寒八九日，风湿相抟，身体疼烦，不能自转侧，大便坚，小便自利者，服桂枝附子汤去桂加术，尽三服，如冒状，术附并走皮中，逐水气未得除者是也。盖人身生气一日不绝，外来之水，断不能溃入毛孔，惟水饮入胃，挟胸中阳气外泄之，汗液外著冷水及寒气，乃留滞于皮中病。起于太阳故脉浮，太阳之腑为膀胱，部位最下，膀胱不行，水从旁溢，故其病为跗肿；皮毛外闭，故不恶风；水湿在皮里而不入大肠，故其腹如鼓，而无洞泄下利之变；水不在中脘，不能隔绝上承之液，故不渴。病在表分，故当开皮毛而发汗。此水气之病，由于卫阳被遏，而肺阴不达者也。正水之病，起于寒水之腑脏，其证为下焦虚寒，寒水停蓄，水气胜而血热微也。水气胜故脉沉，血热微故脉迟，肾寒不能纳气，故喘。此水气之病，关于本脏，而绝无外因者也。石水之病，亦出于肾寒，其脉沉绝，石谓如石之沉于水底，非如他物之足以上泛，似石水之名，特以阴寒凝固不可动摇言之（又按：淋浊一证，有砂淋、石淋，谓水与膏液凝结，坚硬而不可攻也）。不知石水一证，亦当有膏液凝结如石，在回肠之外，无碍于呼吸，故腹满不喘，此水气之病，异于正水，而攻之不动，温之不化者也。陈修园乃以后文"属少阴者"当之，岂正水不属少阴乎（近人有治石淋方，用咸寒软坚之银硝，合利水之滑石调服，似可借用）？黄汗之病，郁于营分久而后发，此与水气之郁在卫分者不同。沉迟似正水脉，则其病不在皮毛。盖邪在卫，主皮毛而恶寒；邪在营，即主肌肉而发热，水寒而血热也。胸为阳位，四肢为诸阳本，三阳之络，皆上头面，胸满而四肢头面肿，则湿胜而阳痹；所以久不愈必致痈脓者，营郁而生热也。此水气黄汗之别也。

脉浮而洪，浮则为风，洪则为气，风气相抟，风强则为瘾疹，身体为痒，痒者为泄，风久为痂癞；气强则为水，难以俯仰。风气相击，身体洪肿，汗出乃愈，恶风则虚，此为风水；不恶风者，小便通利，上焦有寒，其口多涎，此为黄汗。

水气一证，惟风水为轻，大要为外风束缚而汗出不彻，轻则为风湿，重即为风水，覆怀水于坳堂，但觉其沾渍耳，累进而增益之，则泛而溢矣。病属太阳之表，故脉浮、骨节酸痛、恶风，与风湿略相似，此即积湿成水之明证。盖气与水相为变化，汗与湿相为虚实，水液由脾阳运输，为胸中阳热蒸化，当由皮毛外泄成汗，故水之未成者为气，一受外邪，毛孔闭塞，其气即停阻不行，故气之渐寒者为水。但此证初起，水气未甚，风薄于外，气抗于里，脉乃浮洪；风淫于外，毛孔之汗不泄，则结于皮外而成瘾疹；于是遍体痒不能忍，则搔以泄之，久而不愈，遂成痂癞，与疥相类，此风甚湿轻之证，亦卫气微弱，不能作水之证也。夫卫气微弱，中含水分不足，遇风气夺则为湿；卫气强盛，中含水分过多，遇风气夺则为水。湿则仅留表分，为疹为痒；水则流注皮中，内及胸腹，肿胀喘满，难以俯仰。风邪一日不解，则水气一日不去，故曰"汗出乃愈"。但仲师所言汗出乃愈者，合前证言之，非专指已成水病者言之也。虽然，风水之体肿，实与黄汗相似，风水属卫，宜解表，固当用麻黄以发汗；黄汗属营，宜解肌，即不当用麻黄。辨此者，要以恶风不恶风为标准，风水起于外感，病原与中风同，故恶风；黄汗不由外感，病原与中风异，故不恶风。加以小便通利，上焦有寒，其口多涎，所以小便利者，外无风邪以吸之，内无粘滞之湿以阻之也；所以上焦有寒、其口多涎者，黄汗始病，营热为寒水所郁，胸膈无阳热之化也。此黄汗别于风水之大略也。

寸口脉沉滑者，中有水气，面目肿大，有热，名曰风水；视人之目窠上微肿，如蚕新卧起状，其颈脉动，时时咳，按其手足上，陷而不起者，风水。

风水之证，起于太阳，故其脉浮洪为多，浮者，风脉也。但风水所由成，积渐于太阴之湿，终成于少阴之寒，故其脉亦有时而沉滑，沉即为水，滑即为湿。水气留著皮毛之里，面目独见肿大者，风中于头也。所以有表热者，以病原之同于中风也。此证或目下有卧蚕形，鲜明光泽，气冲咽喉，颈脉动而微咳，易与正水淆混，但其手足俱肿，按之下陷不起者，乃为风水确证。所以然者，盖以风之中人，肌腠先受，而脾为之应，故《伤寒论》太阳、阳明二篇，并谓之系在太阳，不独太阳本篇为然。所以载于"太阳篇"者，以风之中人，先痹肌腠言也，故桂枝汤之作用曰"解肌"；所以载于"阳明篇"者，以太阳寒水不得外泄，流入肠胃言之也；所以隶于太阳本篇者，则以病起于风，成于水，水气不得外泄，合脾脏之湿下陷，将成寒湿之证也。脾主四肢，故风水必流溢四肢，是以痎疟由于脾寒者，手足先冷，外风系在太阴者，手足自温；发汗亡其中阳，手足见厥者，服干姜甘草汤而其厥当还，病理固无不同也。

太阳病，脉浮而紧，法当骨节疼痛，反不疼，身体反重而酸，其人不渴，汗出即愈，此为风水。恶寒者，此为极虚，发汗得之。渴而不恶寒者，此为皮水。身肿而冷，状如周痹，胸中窒，不能食，反聚痛。暮躁不得眠，此为黄汗。痛在骨节，咳而喘，不渴者，此为肺胀，其状如肿，发汗则愈。然诸病此者，渴而下利，小便数者，皆不可发汗。

此一节，举相类之证，出阴虚不可发汗之例，欲处方者知所择也。风寒为病，起于太阳，故其脉当浮，但缓则为气，紧则为寒，为水由风湿浸成；风水外证，当见骨节疼痛，今不疼而反见体重而酸者，盖湿将成水则痛，湿已成水，即重而酸，此湿流关节，水伤肌肉之辨也；水气尚在肌肉，不在心下，不能阻隔中脘阳气，故不渴，此风水之宜于发汗者也。又有本太阳病，因发汗而恶寒者，此为表阳虚，"太阳篇"所谓发汗病不解反恶寒者，芍药甘草附子汤主之，即此证也，此同一太阳病，而不宜更发汗者也。前云皮水脉浮，胕肿不恶风，不渴者当发其汗；此云渴而不恶寒，此为皮水。按"寒"字当为"风"字之误，为其异于风水也，夫四肢肿，水在皮肤中为皮水，甚则肢冷，故后文又有厥而皮水方治，此可见皮水为里寒水聚之证。何以前条言皮水不渴，当发其汗，本条反以渴而不恶风为皮水？几令辨证者茫无定据。不知当发其汗，特为不渴者言之耳。皮水之证，要以渴为标准，水气入里，肿见于外，水寒不能化气，滋溉不及咽喉，乃引温水以自救。皮水不渴，不由燥而由湿，灼然无可疑者。水不去则肿不消，寒不去则渴不止，此当利小便之治，异于始病之可以发汗者也。皮毛外闭，故不恶风，惟下文身肿而冷二句，当属黄汗言，陈修园指为皮水者误也。盖黄汗之始病，四肢头目皆肿，故曰如周痹，谓一身之阳气痹也。营热为水邪所郁，故身肿而冷；惟其湿胜阳痹，故胸中窒（此与胸痹相类，胸中淋巴干不能发水液与气，故气不通）；湿停中脘，容积不多，故不能食；水寒营郁，络脉不通，故反聚痛；营气夜行于阳，故血分温度特高，不惟烦躁，抑当热发汗出，所以然者，营气尽郁，暮则反抗也。此黄汗病在肌腠郁热，异于皮毛之寒，当解肌以发汗者也。太阳寒水为表寒所遏，则一身尽疼，脉见浮紧，此太阳伤寒之所同。皮毛不开，肺气内闭，里热与水气相抟，因喘咳而病肺胀，所以不渴者，水气未入中脘，不能阻阳气之上承也；所以其状如肿者，水气郁于皮毛也。证属暴感，宜越婢加半夏汤以开表清里，而其喘自定，所谓发汗即愈也。但病在皮毛者，可以发汗，若水渗肠胃而下利，水入下焦而小便数，阳虚于上，湿流于下，必见燥渴，若发其汗，非惟重伤阴液，抑且不能愈病，所以然者，为水气不在腰以上也。

里水者，一身面目黄肿，其脉沉，小便不利，故令病水。假令小便自利，此亡津液，故令渴，越婢加术汤主之（方见"中风"）。

黄汗之始病，四肢面目皆肿，而其脉沉迟；里水则四肢面目黄肿，而其脉亦沉，所以别于黄汗者，特暮夜无盗汗耳。夫水气外泄为汗，下行为小便，今外既无汗，小便复不利，水乃郁于皮毛之里而病黄肿。若小便自利，黄肿当减，乃黄肿如故，而反见渴者，以水湿隔塞于上，胃中津液，不得上承也。此证胃中必有郁热，观外证之黄肿自见。不见夫造酱面者乎？乘热而覆盖之，水湿与热合并蕴蒸，不三日而发黄矣。仲师用越婢加术汤，解表与清里同治，使水湿与热，悉从汗解，则肿退而渴止矣。

趺阳脉当伏，今反紧，本自有寒，疝瘕，腹中痛，医反下之，即胸满短气。趺阳脉当伏，今反数，本自有热，消谷，小便数，今反不利，此欲作水。

此节向无的解，陈修园以为水病人别有宿疾，当从跌阳脉与其旧疾而兼顾之，不可见肿治肿。黄坤载则谓脉伏有寒热不同，寒伏当脉紧，此当有寒，疝瘕腹痛，医下之，即胸满短气；热伏则脉数，此当有积热，消水谷而小便数，今反不利，此水谷不消，内原无热，欲作水也。二说俱非，盖水之将成，必有其因，水病多由肾阳虚寒，其脉本当沉伏，反见紧者，则以向有疝瘕腹痛诸证，医反用寒下法，使外寒乘虚而入，肾气从之，因见胸满气短之象，此即后文以为留饮而大下之又与葶苈丸下水之变也。跌阳之脉，本因不病而沉伏，今反见数，设病者本自有热，当得消谷，而小便数，今反不利，便可知客热不消水谷，热结膀胱而蓄水也，此即后文数脉即止之义也（数为热结，止即水停蓄）。

寸口脉浮而迟，浮脉则热，迟脉则潜，热潜相抟，名曰沉。跌阳脉浮而数，浮脉即热，数脉即止，热止相抟，名曰伏。沉伏相抟，名曰水。沉则络脉虚，伏则小便难，虚难相抟，水走皮肤，即为水矣。

风水皮水，皆由肺气不达皮毛所致，故其诊多在手太阴动脉，而不及跌阳。惟正水则上下并见，而根原独成于下，故必兼诊跌阳，方能核实。但寸口脉明系浮迟，仲师乃名之曰沉；跌阳脉明系浮数，仲师反名之曰伏，后学殊难索解。虽徐忠可说理，至为详尽，然可与中人以上言之，浅学者不能无疑也。吾直以为浮迟浮数，主脉象言；沉与伏，主病情言，两者不当朦混。沉伏相抟名曰水，此即专指病情之显著者也。浮迟在寸口，则营气下寒而不上应，营气下寒则水不化气，水就下，故名曰沉；浮数在趺阳，则卫气下阻而不上行，卫气下阻，则水道反为所吸，而不得流通，故名曰伏。然则仲师言浮脉则热，迟脉则潜，热潜相抟者，以水气上闭，血寒不能蒸化为汗言之也；言浮脉则热，数脉则止，热止相抟者，以热结膀胱，小溲不利言之也。营气不上应，因见络脉之虚，络脉虚则身冷无汗；卫气不上行，因见小便之难，小便难则瘀热苦水。于是一身上下阳气不通，乃逆走皮肤而成水矣。此证仲师未有方治，陈修园消水圣愈汤，尚有古意，附存之。

大乌头、牡桂、细辛、净麻黄、炙甘草、知母、防己、生姜、大枣，日夜三服，当汗出如虫行皮中即愈。

寸口脉弦而紧，弦则卫气不行，即恶寒，水不沾流，走于肠间。

少阴脉紧而沉，紧则为痛，沉则为水，小便即难。

正水前后脉证不同，仲师虽不出方治，原其脉证所以不同者，而治法已存乎其中矣。正水已成，则水寒积于下，虚阳浮于上，故寸口脉浮而迟；方在将成，则阴寒锢其表，阳气停于内，故寸口弦而紧。正水已成，则水寒无气，阳郁不通，故趺阳脉浮而数；方在初成，阴寒内薄，气化不行，故寸口关后之脉沉而紧。水寒血凝，故痛；卫气束于寒，不能作汗外散，则水不沾渍，下走肠间（原作沾流，误也。盖水化气成汗最沾渍，水寒重坠，故下陷也）。

营热息于内，则肾阳不通而小便不利；此时寒水暴遏，表里阳气，绝然消歇，故但见弦紧、沉紧之脉。予谓此直麻黄细辛附子汤证，麻黄以达表寒，附子以温里寒，细辛由里达表，从下而上，扶肾阳而疏表郁，则大气运行，汗液泄而小便亦通矣。近人漫用五苓、五皮以治水，舍此别无良法，抑独何欤！

脉得诸沉，当责有水，身体肿重。水病脉出者死。

水病脉当沉，沉非重按始得之谓，乃脉道不利，而寸口浮迟也。水气沉于下，清阳不能化气上行，络脉不得滋溉，因病空虚，络脉虚，故寸口应之而迟。沉者必伏，伏者水气在下，足背趺阳之脉反见浮数，水气不得由膀胱下泄，故脉沉者，小便必难；表里上下，不得气化，故水留于肌肉而身体肿重。若浮迟之寸口，反见洪大而数，少阴趺阳之脉，反见微弱，则是阴盛于下，阳脱于上，谓之脉出，譬之油灯垂涸，忽然大明，其能久而不灭乎？

夫水病人，目下有卧蚕，面目鲜泽，脉伏，其人消渴病水，腹大，小便不利，其脉沉绝者，有水，可下之。

《内经》云"诸有水气者，微肿先见于目下"，予诊痰饮病，亦往往见之。盖水与饮固同源而异病也，水困脾阳，必见于所主之部分，目胞及腹，皆足太阴所主，故目下有卧蚕而腹大。目鲜泽者水之标；小便不利者水之本；消渴者，水外浮而内竭，且水寒不能化气故也。脉沉固当有水，至于沉绝，则肾中阳气将亡，便当急下以存阳，譬犹伤寒少阴证之急下存阴。仲师于此条，不出方治，予意当与大黄附子细辛汤，是即寒疝之脉，状如弓弦之不移，阳中有阴可下之例也。若陈修园所云用真武汤加木通防己椒目以温肾阳而利小便，虽亦言之成理，不知水气清者，外可以发汗，内可以利小便；若水与痰涎粪秽，胶结成瘀，则舍温下更无良法也，奈何利小便乎？

问曰：病下利后，渴饮水，小便不利，腹满因肿者，何也？答曰：时法当病水，若小便自利及汗出者，自当愈。

下利之后，阴阳并虚，阴虚则渴，阳虚则水饮不消，小便不利，腹因肿满。此为暴蓄之水，初无胶固不解之痰浊与之混合，故但得汗出小便利，即当自愈。惟下后里阴先伤，阳气复顿，虽腹满而肿，不当徒利小便，当用妇人转胞肾气丸方治，阴阳两补，而水道自通。或用渴欲饮水之文蛤散，盖蛤壳咸寒，上能止渴，下通小便，杵为细者，譬之滤水之砂漏，格其渣滓，水道以澄清而易通也。

心水者，其身重而少气，不得卧，烦而躁，其人阴肿。肝水者，其腹大不能自转侧，胁下腹痛，时时津液微生，小便续通。肺水者，其身肿，小便难，肿时鸭溏。脾水者，其腹大，四肢苦重，津液不生，但苦少气，小便难。肾水者，其腹大，脐肿，腰痛不得尿，阴下湿如牛鼻上汗，其足逆冷，面反瘦。

　　水道行于三焦，而出于膀胱，故六腑有水，五脏不当有水，以五脏为真有水者妄也。然则仲师何以言五脏水？曰：此以部分言之，以脏气之受病言之也。水气凌心，则心阳受困，脾肺不能承受心阳，故身重而少气；心气不能降，故心肾不交而不得卧寐；心火郁于上，则烦而躁；阳不下达，水气独留，故阴肿，此心水不关本脏者也。水胜则肝胆被郁，不得疏泄，肝病传脾，故腹大不能转侧；厥阴脉络，结于胁下，故胁下痛；但肝胆虽郁，亦有时而疏泄，故津液微生而小便续通，此肝水不关本脏者也。肺主清降，肺气为水邪所阻，则水邪不降，而身为之肿；肺气不达皮毛，太阳标热下陷，膀胱热结，小便因难；肺与大肠为表里。肺病延至大肠，故时鸭溏，此肺水不关本脏者也。脾在中脘，部分在腹而外主四肢，脾为水困，故腹大而四肢苦重；脾寒不能化生津液，故津液与气俱少；脾为湿脏，水湿相抟，则浊痰粘滞，水道不清，故小便难，此脾水不关本脏者也。若夫肾，则本为寒水之脏，上承中焦，下及膀胱，以全其为决渎之官。肾寒则决渎失司，滥于腹，则腹大而脐肿；拥阻中下之关键，则腰痛而不得尿，寒水浸灌于下，故阴下湿如牛鼻上汗；肾阳不行，阴寒随少阴之脉下注，故其足逆冷；头为诸阳之会，水气作于少阴，阴不过阳，故肿不及面部而反瘦，此肾水虽关本脏，而肾脏要无蓄水之余地也。

师曰：诸有水者，腰以下肿，当利小便；腰以上肿，当发汗乃愈。

利小便，人但知为五苓散，发汗，人但知为麻黄汤，此泥于成方，不知水病者也。利小便之剂详"消渴篇"，发汗之剂详痰饮、风湿二证，学者酌剂轻重而用之，皆当应手奏效。然亦有当利小便之证，必先行发汗而小便始通者，盖大气不运，则里气不疏，肺气不开，则肾气不降，故常有屡进利水之药小便终不利者，职是故也；并有当发汗之证，必兼利小便而始愈者，盖发汗则表疏，在里之水气不能尽去，势必由下焦决渎运输而始畅，非因势利导，则余邪不清也。变而通之，存乎其人，尝记吴县门人陈道南于戊辰八月，偕闸北贾姓小儿来诊，手足并肿，腹大如鼓，予用麻黄五钱、熟附子五钱、细辛三钱，小便微通而胀如故，道南用麻黄六钱，原方中加杏仁、桔梗，一夕而小便大行，明旦肿已全消，周身微汗而病愈矣。可见开肺表疏，则一身之水，不为大气所吸，不待猪苓、泽泻，自能顺其就下之性也。若夫仲师所言，要为示初学辨证用药法程。盖腰以上有脺与脾，能吸收小肠水气津液，由胸中发抒水气之总机关，以散出皮毛为汗；腰以下由两肾泄水，输入下焦，直达膀胱为小便。一部分有一部分之作用，则固不当混同也。

师曰：寸口脉沉而迟，沉则为水，迟则为寒，寒水相抟。趺阳脉伏，水谷不化，脾气衰则鹜溏，胃气衰则身肿。少阳脉卑，少阴脉细，男子则小便不利，妇人则经水不通；经为血，血不利则为水，名曰血分。

水病所由成，起于阳衰阴盛，此固尽人知之矣，然不明水气消长之原，与水道通行之处，则仲师此节意旨，正未易明也。《内经》云："上焦如雾，中焦如沤，下焦如渎。"所谓上焦如雾者，肺为主气之脏，水谷入胃，化蒸气而上达于肺，肺窍吸人之天气较凉，与蒸气相触，乃化为水，则肺为发水之原可知；饮入于胃，胃中至热，不能容涓滴之水，西人暴牛烈日中，饮以盆水，杀而验之，胃中固无水也，可见中焦如沤，正以所纳之水，悉受阳明燥化，散成水面细泡上出，则脾胃为行气之本可知；若肺脏化水下行，由肾脏出下焦，直达膀胱为小便，可见足少阴寒水之脏，为泄水之器。寸口为手太阴动脉，仲师言"寸口沉而迟，寒水相抟"者，谓肺寒而气不行于太阳之表，太阳寒水，相并而下陷也；言"趺阳脉伏，水谷不化"者，为胃中原有之热，为寒水所夺，而水将泛滥也；言"少阳脉卑，少阴脉细，男子则小便不利，妇人则经水不通"者，谓手少阳三焦水道，与肾脏俱寒，水气遏于膀胱，胞中血海（在少腹两角），乃并为寒水所困，血凝成瘀，水道愈塞，故有水肿之病，无论何种利水猛药，水终不行者，职是故也。然则桃核承气、抵当汤丸、大黄䗪虫丸，为万不可少矣（䗪虫即地鳖虫、今药肆所用硬壳黑虫，非是，丸亦无效）。但病机所在，起于肺脏之寒，而太阳寒水不行于表里，继乃延至中脘，而阳明燥化无权，终乃寒水阻于肾膀，累及胞中血海，自非大温大泄，并行不背，恐徒事攻瘀，瘀卒不行，则麻黄附子细辛合干姜、甘草参用抵当丸尚矣。或曰：此证阳虚血寒，正恐不胜重药，故但用泽兰、茺蔚已足。若施之后一证，犹为近是，陈修园治蔡本谦水肿垂死，用泽兰取效，其明验也；若此证阴寒太甚，概欲以轻剂取效，得乎？

师曰：寸口脉沉而数，数则为出，沉则为入，出则为阳实，入则为阴结。趺阳脉微而弦，微则无胃气，弦则不得息。少阴脉沉而滑，沉则为在里，滑则为实，沉滑相抟，血结胞门，其瘕不泻，经络不通，名曰血分。

上节言寸口脉沉而迟，此节言沉而数。脉得诸沉，当责有水，仲师则既言之矣，然何以有迟数之别？盖寸口为肺脉，太阳虚寒，肺气不能外达，脉即见迟；太阳标阳外浮，吸水不得下行，故脉见数。数则为出者，为标阳外浮言之也；沉则为入者，为本寒下陷言之也。阳实者，标阳外实也；阴结者，里阴凝结也。外有所吸，里有所凝，则寒伤卫而更伤营矣。上节言跌阳脉伏，此节言微而弦。夫水气为病，跌阳脉当伏，仲师又明言之矣，若微而弦，则胃气虚寒，虚则纳减，寒则少气，盖即上文当伏反紧之脉，此正与血分虚寒，先见瘕疝腹痛，误下成水，胸满短气者，略相似也。尺部脉微，固属水胜血寒，当从少阳伤寒脉微细之例；若少阴沉滑，沉即为水，滑即为血，叔和《脉经》言"滑为血有余"，观妊娠停经之脉，每见滑象，足为旁证，此即血结胞中之大验。治法当以去瘕为急，瘕不去，则水不利。然则寸口脉沉而数，太阳标热，既吸于外而水不下行，跌阳脉微而弦，又于无阳之脉，隐然见瘕疝之象，参之少阴之沉滑，水寒血凝之象，益复显然。近人但见水治水，见寒治寒，于血分每多疏忽，此不读经方之过也。

问曰：病有血分、水分，何也？师曰：经水前断后病水，名曰血分，此病难治；先病水后经水断，名曰水分，此病易治。何以故？去水，其经自下。

仲师言经水前断后病水，名曰血分，此病难治；先病水后经水断，名曰水分，此病易治。究其所以然，盖谓经水之断，或由肝郁，或由血亏，大抵虚寒为多，虽亦有出于二阳燥热者，但此证必不病水。因水停经，病正在水，血分之病，不过因水气太甚，阻其径隧，虚者难攻，实者易攻，妊娠有水气用冬葵子茯苓散，亦易治之明证也，设本非妊娠，则但去水而经自通矣。

问曰：病者苦水，面目身体四肢皆肿，小便不利，脉之，不言水，反言胸中痛，气上冲咽，状如炙肉，当微咳喘，审如师言，其脉何类？师曰：寸口脉沉而紧，沉为水，紧为寒，沉紧相抟，结在关元，始时尚微，年盛不觉，阳衰之后，营卫相干，阳损阴盛，结寒微动，肾气上冲，咽喉塞噎，胁下急痛。医以为留饮而大下之，气击不去，其病不除。复重吐之，胃家虚烦，咽燥欲饮水，小便不利，水谷不化，面目手足浮肿。又与葶苈丸下水，当时如小差，食饮过度，肿复如前，胸胁苦痛，象若奔豚，其水扬溢，则咳喘逆。当先攻击冲气令止，乃治咳；咳止，共喘自差。先治新病，病当在后。

治病之法，当辨虚实缓急，始之不慎，乃有误治之变；救逆之法，则当从先治客病后治本病之例，学者不可不知也。即如病者苦水，面目身体四肢皆肿，小便不利，此水气泛滥，乃本证也。然病人不言苦水，而反苦胸中痛，及气上冲咽，状如炙窝，微喘咳，似非水气本病，而与痰饮之冲气上逆者略相似。仲师所谓脉沉而紧者，盖此证本属虚寒蓄水，沉紧为在里之象，故本病结在关元，关元者，少阴之穴，在脐下一寸。年盛不觉，迨阳衰阴盛，水气漫延，先病卫分而后及于营分。寒气溜于肾，则肾气上冲咽喉而胁下急痛。胁下本肾脏所居，为水道下通之门户，悬饮内痛，正在胁下，故医者误以为留饮，用十枣汤大下之，水去而寒气独留，胁下之痛如故。又疑痰阻上膈，用瓜蒂散吐之，于是胃中虚热上浮，而咽燥渴饮矣；渴饮无度，肾寒不能制水，小便不利矣；脾阳吐后益虚，而水谷不化矣；寒水泛滥逆行，而面目手足浮肿矣。医者至此，尚不觉悟，泥于葶苈止胀之说，更用葶苈丸以下水，非不小差也，食饮过度，肿复如前。所以然者，胃阳虚而不能消谷，肾阳虚而不能消水也。所以胸胁苦痛状若奔豚者，胸为上焦所自起（西医谓之淋巴干），胁为中下二焦水道所从出（水道由肾走膀胱），屡经误治，阳气益虚，阴寒乃乘虚而上僭；水气冲激于肺，肺不能受，故咳而喘逆。然则治之之法奈何？曰：此当先治冲气喘咳，为误治后之新病，"痰饮篇"治冲气之桂苓五味甘草汤，当可借用；冲气既低，而咳如故，又当用苓甘五味姜辛汤以治咳，而喘自止；由是治其本病，而防己茯苓汤、麻黄附子甘草汤、栝蒌瞿麦汤、茯苓戎盐汤、滑石白鱼散，俱可随证酌用矣。

风水，脉浮身重，汗出恶风者。防己黄芪汤主之。腹痛者加芍药。

防己黄芪汤方见"湿病"。

按：此条与风湿同，脉浮为风，身重为湿，湿甚即为水；汗出恶风，表虚而汗泄不畅也。按：此亦卫不与营和之证。防己以利水，黄芪固表而托汗外出，白术、炙甘草补中以抑水,而风水可愈矣。所以腹痛加芍药者,芍药味甘微苦,其性疏泄,能通血分之瘀,伤寒桂枝汤用之以发脾脏之汗而达肌理者也。脾为统血之脏,腹为足太阴部分,腹痛则其气郁于脾之大络,故加芍药以泄之。妇人腹痛用当归芍药散,亦正以血分凝瘀而取其疏泄,若以为酸寒敛阴,则大误矣。

风水,恶风,一身悉肿,脉浮不渴,续自汗出,无大热,越婢汤主之。

越婢汤方

麻黄六两　石膏半斤　生姜三两　甘草二两　大枣十二枚

上五味,以水六升,先煮麻黄,去上沫,内诸药,煮取三升,分温三服。恶风加附子一枚,风水加术四两。

犹是风水之证,恶风、脉浮与前证同。惟身重,则病在肌肉;一身悉肿,则病在皮毛;不渴,则胃中无热;续自汗出者,风主疏泄故也。但风为阳邪,当得发热,观中风证便知。今病者无大热而但有微热,则皮毛不开,阳气不得发越之象。故用越婢汤,内扶脾阳,外开皮毛肌腠,使风随汗液外解,而其肿自消,所谓因势利导也。

皮水为病,四肢肿,水气在皮肤中,四肢聂聂动者,防己茯苓汤主之。

防己茯苓汤方

防己、黄芪、桂枝各三两　茯苓六两　甘草二两上五味，以水六升，煮取二升，分温三服。

肺主皮毛，皮水之为肺病，此固不言可知。按：本篇提纲曰"其脉亦浮，外证胕肿，按之没指，不恶风，其腹如鼓，不渴，当发其汗"，其为越婢加术汤证，无可疑者。然何以有防己茯苓汤证？曰：此为渴者言之也，寒水在下，不受阳热之化，则津液不得上承，而咽喉为燥，自非利小便以排水，则渴将不止，防己茯苓汤，此固利小便之方治也。太阳水气，本当作汗外泄，为表寒所遏，则皮毛之气，悉化为水，而水气在皮肤中。所以在皮肤中者，由皮毛而渐渍肌肉也，水渍肌肉，则脾阳不达四肢而四肢肿，肿之不已，阳气被郁，因见筋脉跳荡，肌肉寒颤，如风前木叶，聂聂动摇。故方中用黄芪以达皮毛，桂枝以解肌肉，使皮毛肌肉疏畅，不至吸下行之水，更加甘草以和脾，合桂枝之温，使脾阳得旁达四肢，但得脾精稍舒而肢肿当消。所以用黄芪不用麻黄者，此亦痰饮病形肿，以其人遂痹故不纳之之例也。

里水，越婢加术汤主之，甘草麻黄汤亦主之。

越婢加术汤方见上。

甘草麻黄汤方

甘草二两　麻黄四两

上二味，以水五升，先煮麻黄，去上沫，纳甘草，煮取三升，温服一升，重覆汗出，不汗，再服。慎风寒。

里水一证，用越婢加术使水湿与里热，悉从汗解，前文已详言之矣。此节特补出甘草麻黄汤方治，用麻黄汤之半以发表汗为急务，盖专为无里热者设也。

水之为病，其脉沉小，属少阴，浮者为风，无水，虚胀者为气水，发其汗即已。脉沉者，宜麻黄附子汤；浮者，宜杏子汤。

麻黄附子汤方

麻黄_{三两} 附子一_枚 甘草_{二两}

上三味，以水七升，先煮麻黄，去上沫，内诸药，煮取二升半。温服八合，日三服。

杏子汤方（缺，陈修园曰：恐是麻黄杏仁甘草石膏汤。）

水病始于太阳，而终于少阴，太阳当得浮脉，少阴即见沉脉。按：太阳伤寒未经发汗，水气由三焦下注寒水之脏，即为少阴始病。少阴为病，其脉当沉，为其在里也，小即微细之渐，伤寒少阴篇所谓"脉微细"者，指阴寒太甚者言之也；此时水邪未经泛滥溢入回肠而下利，故但见脉小而不见微细。水邪虽陷，与表气未曾隔绝，寒水下陷，要为中阳之虚，方治特于麻黄附子汤内加炙甘草以益中气，使中气略舒，便当外达皮毛肌腠，变为汗液，而水病自除。若夫脉浮为风，与太阳中风之脉浮同，此证尚属风湿，而未成为水。水气壅在皮毛而发为虚胀，故曰气水，气水者，汗液欲出不出，表气不能开泄之谓，发其汗则水还化气成汗，故其胀即消。杏子汤方缺，窃意可用风湿证之麻杏甘薏汤，要以发汗为一定之标准也。

厥而皮水者，蒲灰散主之。

蒲灰散方见"消渴"。

蒲灰散一方，今人不用久矣。世皆论蒲灰为蒲黄，其实不然。即钱太医以厥而皮水之厥为皮水溃烂，以水伤阳气而厥冷，尤为背谬。此"厥"字即上文"身肿而冷"之"冷"，《伤寒》《金匮》中，从未有以厥为溃烂者，此陈修园之盲从，不可为训者也。蒲灰即溪涧中大叶菖蒲，叶咸能降，味辛能开。王一仁在广益医院治病，有钱姓男子，腹如鼓，股大如五斗瓮，臂如车轴之心，头面皆肿，遍体如冰，气咻咻若不续，见者皆曰必死。一仁商于刘仲华，取药房中干菖蒲一巨捆，炽炭焚之，得灰半斤，随用滑石和研，用麻油调涂遍体，以开水调服一钱，日三服，明日肿减大半，一仁见有效，益厚涂之，改服二钱，日三服，三日而肿全消，饮食谈笑如常人。乃知经方之妙，不可思议也。前数年予在家乡治谢姓小儿，茎及睾丸，明若水碧，令制而服之，一夕得小便甚多，其肿即消，惟腹满不减，继以姜、辛、术、附，后以急于赴沪，不复知其究竟。甲戌十一月，闻此儿已十四岁矣。庚午秋，治海潮寺路宋姓小儿水肿亦用之，但其人手足不冷，小便清，内服麻黄附子细辛汤，佐以五苓、冬葵子、车前子，外敷蒲灰散，早夜调服一钱，五日而肿全消，每一日夜，小溲十七八次云。

问曰：黄汗之为病，身体肿，发热，汗出而渴，状如风水，汗沾衣，色正黄如柏汁，脉自沉，何从得之？师曰：以汗出入水中浴，水从汗孔入得之，宜芪芍桂酒汤主之。

黄芪芍药桂枝苦酒汤方

黄芪五两 芍药、桂枝各三两

上三味，以苦酒一升，水七升，相合，煮取三升，温服一升，当心烦，服至六七日，乃解。若心烦不止者，以苦酒阻故也。

黄汗之为病，郁于营分，日久而后发，此与水气郁在卫分者不同。方其郁伏未久，营热不甚，故身肿而冷，状如周痹；至于身体肿，发热汗出而渴，营热始炽矣。汗沾衣上，色黄如柏汁者，血中之液以热郁而外泄也。今试以针刺手，其初必有鲜血一点，血过乃出黄水，即此而推之，便可知黄汗之由，实起于营分郁热。所以如柏汁者，以营热所蒸，益加浓厚，非如黄疸之黄，由胃底胆汁而成也。然不辨明致此之由，则治法何从下手？将清营热乎，何以处在表之湿？将疏表气乎，何以处营分之热？仲师申明汗出而浴，水入汗孔得之，而治法乃定矣。以表虚也，故君黄芪；以营郁之当宣也，故用芍药桂枝；又惧药力之不胜病气也，故煎以具挥发性通调血分之苦酒，而营分之郁热始解。今人用醋和面涂伤，能去瘀血，其明证也。妇人肝郁不调内痛，用醋炒柴胡，醋磨青皮、白芍，其痛立解，当亦以其能达血郁之故，则苦酒之作用可知矣。庸工动称能敛肝阴，岂仲师用苦酒之旨乎？所以六七日乃解者，以久郁之邪，未易战胜也；所以心烦者，营分久郁，而主血之脏虚，一时不胜药力也。

黄汗之病，两胫自冷，假令发热，此属历节。食已汗出，又身常暮盗汗出者，此营气也。若汗出已，反发热者，久久其身必甲错；发热不止者，必生恶疮。若身重汗出已，辄轻者，久久必身𥆧，𥆧即胸中痛，又从腰以上汗出，下无汗，腰髋弛痛，如有物在皮中状，剧者不能食，身疼重，烦躁，小便不利，此为黄汗，桂枝加黄芪汤主之。

桂枝加黄芪汤方

桂枝、芍药各三两　甘草、黄芪各二两　生姜三两　大枣十二枚

上六味，以水八升，煮取三升，温服一升，须臾，啜热稀粥一升余，以助药力；温覆取微汗，若不汗更服。

中风之证，受病于肌腠，内困于脾阳，则用桂枝汤助脾阳以解肌，使汗从腠理外泄。脾统血而主肌肉，肌

肉为血络凝聚之处，故风郁肌理者，宜桂枝汤，所以达营郁也。风从皮毛入，邪薄肌肉，遏其营分，是生表热。惟黄汗一证，所以异于中风者，足胫必冷，所以然者，阳郁于上而不下通也。中风证有汗，黄汗证亦有汗，或食已汗出，或暮夜盗汗，皆为营热外达。或汗出不解，反至发热，则营分热度更高，久必皮肤甲错而生恶疮。试观痈疡外证，先病热与肿，为血郁增热，继则剧痛，为热甚血败，败即脓成，待医者决去其脓，其痛始定，此即营分郁热必致痛脓之明证也。或身重而汗已辄轻者，湿将与汗俱去也。然汗出阳伤，久必身瞤，瞤者如目光之旋转，闪烁不定，彼此互相跳动也。浮阳张于外，牵掣胸中，胸中阴液已亏，不能外应，故瞤见于外而痛应于里。若腰以上汗出而不及腰以下，则汗湿在下而腰髋弛痛。少阳三焦道路，由肾而下属膀胱，阳不下通，故腰以下多所牵掣，如有物在皮中状。又其甚者，胸中发抒水气之枢机，一时停顿，脾阳不能作汗外泄，故湿阻胃之上口而不能食；湿在肌肉，故身疼重；心阳被郁，故烦躁；阳气在上，吸水不得下行，故小便不利。究其所以然，实由水湿郁其营血所致。要知黄汗一证，肌表以久汗而虚，不同中风之为卒病，此桂枝汤所以加固表之黄芪也。

师曰：寸口脉迟而涩，迟则为寒，涩为血不足。趺阳脉微而迟，微则为气，迟则为寒。寒气不足，即手足逆冷；手足逆冷，则营卫不利；营卫不利，则腹满胁鸣，相逐气转，膀胱营卫俱劳；阳气不通，即身冷；阴气不通，即骨疼；阳前通，则恶寒；阴前通，则痹不仁；阴阳相得，其气乃行，大气一转，其气乃散；实则矢气，虚则遗尿，名曰气分。

气分，心下坚大如盘，边如旋盘，桂甘姜枣麻辛附子汤主之。

桂甘姜枣麻辛附子汤方

桂枝、生姜各三两　细辛、甘草、麻黄各二两　附子一枚，炮　大枣十二枚

上七味，以水七升，先煮麻黄，去上沫，纳诸药，煮取二升，分温三服，当汗出，如虫行皮中，即愈。

仲师既明水气证治而终以血分，既明黄汗证治而终以气分，欲人于同中求异而明治法也。盖水之甚者为水，水不甚即为黄汗；气之外泄而遇寒为水，水气之在里，不遇寒则仍为气。水可攻而气不可攻，要其证则为表里上下俱寒，如冬令雨雪坚冰，阳气郁伏不动，不似春夏之易散。故仲师举寸口之脉迟而涩，便可知外不达于皮毛，而太阳之阳气先虚；举趺阳之脉微而迟，使可知里气虚寒，四肢不得禀中阳之气。中脘虚寒不能发抒营卫二气，于是太阴之腹部，厥阴、少阴之胁下，悉为客寒所据，而太阳水气，不行于膀胱。中脘脾阳，不通于肌腠，因而身冷；里阴不濡于骨髓，因而骨痛。由是

太阳之气通于前，而肾阳不与俱行，则小便已而啬啬恶寒；少阳之气通于前，而三焦之火不与俱至，则少腹满而外证不仁。故必先去其固阴冱寒，使血海之营气得温而上行，肺脏之卫气，清寒而下降，然后郁伏之气，从而消释。大气者，阳气也，阳气转，则阴寒散矣。由是寒气之乘里虚者，以遗尿解，而腹满胁鸣止，表里和而手足不复逆冷矣。此桂甘姜枣麻辛附子汤，所以治心下坚大如盘边如旋杯凝固不解之阴寒，而效如桴鼓也。

心下坚大如盘，边如旋盘，水饮所作，枳术汤主之。

枳术汤方

枳实七枚　白术三两

上二味，以水五升，煮取三升，分温三服，腹中软，即当散也。

诊病之法，惟外证同而虚实异治者，为不易辨也。同一心下坚大如盘边如旋杯之证（旋杯，按之硬，若杯之旋转而高出），何以一则宜上下表里通行温散，汗出如虫行皮中而愈；一则用攻坚燥湿，三服后腹中软而愈？盖气分之脉，必兼迟涩；水饮之脉，必见沉弦，此脉之易辨者也。气分则见窒塞，水饮必将内痛，此证情之易辨者也。气为寒约，则温以散之；寒因水实，则攻而和之。此仲师所以称医圣也。

黄疸病脉证并治第十五

寸口脉浮而缓，浮则为风，缓则为痹。痹非中风，四肢苦烦，脾色必黄，瘀热以行。趺阳脉紧而数，数则为热，热则消谷，紧则为寒，食即为满。尺脉浮为伤肾，趺阳脉紧为伤脾。风寒相抟，食谷即眩，谷气不消，胃中苦浊，浊气下流，小便不通，阴被其寒，热流膀胱，身体尽黄，名曰谷疸。

湿与热并，乃生黄色，苴菜在瓮，酱麴在盒，其明证也。故论黄疸所由成，必先论脾脏之湿。脾主肌肉，而汗泄于肌理。气运于四肢，则湿无停阻之患，惟恐风中肌肉，则脾阳必顿，顿则腠理闭塞而肌肉为痹；四肢为脾所主，湿热留于脾脏，故四肢苦烦；风脉本浮，湿痹肌肉则缓和，寸口见浮缓之脉，脾中瘀热行于周身，而面目爪甲俱黄矣，此一因也。一系胃中之热，胃热固能消谷，而肌肉外受风寒，内困脾阳，即宿食为之停阻，水谷停于中脘，湿热以日久而增，故趺阳见紧数之脉，便可决为发黄之渐，此二因也。一系风邪由肌腠入里，循三焦而下及于肾，肾为寒水之脏，下有二管，直接膀胱，为水道所从出，风阳吸于肾，则水道不行，寒邪由肌腠犯脾脏，则脾以虚寒而留湿。食谷即眩者，湿与热淆杂，而浊气上冒于巅也；寒入足太阴，脾不能为胃输津液作汗，湿热反致内陷，小便不通；胃中浊热，无外出之路，乃由肾而流入膀胱。故于尺部少阴脉浮，见肾水不流，足背跌阳脉紧，见脾阳不运，皆足蕴蒸发黄，此三因也。名曰谷疸。

额上黑，微汗出，手足中热，薄暮即发，膀胱急，小便自利，名曰女劳疸；腹如水状，不治。

女劳疸症状有六：一曰额上黑，额上为颅骨覆脑处，肾虚者，脑气必亏，故精气不荣于额上而见晦滞之色。陈修园以额上为心部，肾邪重而水色见于火部，直瞽说耳。二曰微汗出，微汗出似不足为病，而女劳疸独否，盖用力入房，皮毛开而汗液屡泄，泄之不已，皮毛从此不收，津液即随时漏泄。三曰手足中热，则由以欲竭精之时，手足用力太猛，少阳胆火，乃乘少阴之虚，流溢于劳官涌泉二穴。四曰薄暮即发，薄暮阳衰之候，寒湿下动，乃反迫真阳而外出。五曰膀胱急，寡欲者肾阳充，充则下焦水道，布气于少腹，膀胱以温和而缓；多欲者肾阳虚，虚则阳气不及州都，膀胱以虚寒而急，此证与脉紧为寒同义。可见陈修园谓肾虚累及外腑，犹为未达一间也。六曰小便自利，自利者，不自知而利也，肾关不固，则小溲不禁，黄坤载谓火败水寒，蛰脏失政，盖略近之。若夫脾肾两败，腹如水状，即为不治之证。盖腹为足太阴部分，肾即在腹之两旁，肾脏无火，不能蒸化脾阳，由是脾脏虚寒，湿邪凝沍，从而腹满。然苟用四逆加茵陈蒿以治之，何尝不可挽救一二。昔金子久患此证，自服茵陈蒿汤，不愈，乃就诊于丁君甘仁，授以附子汤用茵陈，但熟附仅加钱半，服二剂不效，乃仍用茵陈蒿汤，以致脾气虚寒，大便色白而死，为可惜也。但金本时医，即授以大剂四逆汤，彼亦终不敢服。则是有方与无方同，有药与无药同，经方见畏于世若此，可慨夫。

心中懊忱而热，不能食，时欲吐，名曰酒疸。

酒者，水与谷蕴蒸而后成，随体气强弱以为量，体气强，则从三焦水道，下走膀胱；体气弱，则留于中脘，而成湿热之媒介。胃络上通于心，胃中酒气，上薰于心，故心中懊忱而热；酒气郁而成热；胃气大伤，故不能食；酒性上泛，故时欲吐；得甘味则益剧，此酒疸之渐也。

阳明病，脉迟，食难用饱，饱则发烦，头眩，小便必难，此欲作谷疸。虽下之，腹满如故，所以然者，脉迟故也。

阳明病，胃病也，脉迟胃寒也，寒则不能消谷，故饱食即发烦，所以发烦者，蕴积不消而生热也；胃中生热，必冲脑部，故头眩，阙上痛；目中不了了者，亦即胃中热邪上冲脑部之明证也。但彼为实热，实热则生燥；此为虚热，虚热则生湿，湿邪垢腻，流入三焦，故小便必难；胃中谷食不消，湿热相抟，于是欲作谷疸。

且阳明实热，下之则腹满除；阳明虚热，虽下之而腹满如故。所以然者，则以胃虚脉迟，中阳不运，非如滑大之脉，便于峻攻也。余详《伤寒发微·阳明篇》，不赘。

夫病酒黄疸，必小便不利，其后心中热，足下热，是其证也。

酒黄疸者，或无热，靖言了了，腹满欲吐，鼻燥。其脉浮者，先吐之；沉弦者，先下之。酒疸心中热，欲吐者，吐之愈。

酒疸，下之，久久为黑疸，目青面黑，心中如啖蒜状，大便正黑，皮肤爪之不仁，其脉浮弱，虽黑微黄，故知之。

酒疸之病，有相因而洊至者，体虚之人，不胜酒力，故湿热渗下焦而小便不利，不惟酒气上薰而心中热，且酒气下移而足下热，此为酒疸之垂成。亦有酒气不冒于心而肺独受其薰灼者，则心不热，心不热，故神色安靖，出言了了，而鼻中燥热者，亦为将成之酒疸。此时病在心肺或为心中热，或为鼻中燥，以及胃气上泛欲吐者，皆可用瓜蒂散吐之，湿热泄于上，酒疸可以不作；若小便不利，足下热，即为湿热下注，但需茵陈栀子大黄汤，下之以泄其热，酒疸亦可以不作。然必审其脉浮而后可吐，倘属沉弦，即当先下，此即在高者引而越之，在下者引而竭之之例也。若心中热而误下之，则在上热未除，在下之阴先竭，积久遂成黑疸，伤其血分，故目青，跌打损伤，肌肤见青色者，伤血故也；湿热不除，面色薰黄，此与湿家身色如薰黄同，但彼为黄中见黑，此为黑中见黄，为小异耳；心热仍在，懊憹欲死，故如啖蒜状，犹谬所谓猢狲吃辣胡椒也；酒少饮则能生血，多饮反能伤血，热瘀在下，薰灼胞中血海，热血上行，则瘀积肠中，故大便色黑；血不荣于肌表，故皮肤爬搔而不知痛痒；酒气在上，故脉仍见浮，特因误下而见弱耳；面色黑而微黄故知非女劳之比。窃意此证黄连阿胶汤，或可疗治，或借用百合病之百合地黄汤，以清血热而滋肺阴，附存管见，俟海内明眼人研核之。

师曰：病黄疸，发热烦渴胸满而口燥者，以病发时火劫其汗，两热相得。然黄家所得，从湿得之，一身尽发热而黄，肚热，热在里，当下之。

黄疸所由成，胃热与脾湿相参杂者为多。独有发热烦渴胸满口燥之证，为亢热而无湿，推原其故，则以方遭他病时，证属阳热，复以火劫发汗两热相得，便与湿热参杂之证，判若天渊。概云从湿得之可乎？一身尽发热面黄，肚热，仲师既明示人以瘀热在里，直可决为独阳无阴之大黄硝石汤证，"伤寒"阳明病之但恶热不恶寒宜大承气汤者，即其例也。请更据伤寒发黄证而推求之，太阳魄汗未尽，瘀湿生热，亦必发黄，此时湿尚未去，要不在当下之例，故有"阳明病无汗，小便不利，心中懊憹者，身必发黄"，"阳明病被火，额上微汗出，小便不利者，必发黄"，"但头汗出，剂颈而还，小便不利，渴饮水浆者，此为瘀热在里，身必发黄，茵陈蒿汤主之"，何以同一阳明病，仲师于前二证不出方治，非以其从湿得之，湿未尽者，不当下乎？本条热在里，与伤寒之瘀热在里同，法在可下，况本条一身尽发热而黄肚热，阳明腑实显然，予故日宜大黄硝石汤也。

脉沉，渴欲饮水，小便不利者，皆发黄。

腹满，舌痿黄，躁不得睡，属黄家。

黄疸将成，起于蕴湿生热，此固尽人知之矣，然其所以致此之由，则由于辨之不早，即如仲师所述"脉沉，渴欲饮水，小便不利者，皆发黄"，夫"消渴，小便不利，脉浮者，宜利小便发汗"，则仲师方治明有五苓散矣；小便不利而渴，果为肾寒不能化气行水，则用栝萎瞿麦丸亦足矣，何必待发黄而始治？又如"腹满，舌萎黄，躁不得睡，属黄家"，夫腹为足太阴部分，舌苔黄腻属湿，则湿在脾脏可知；阳明病多不寐证，缘胃中燥实不和也，此云躁不得睡，其为胃热无疑。此证治湿则增燥，润燥则滋湿，如欲两全，但用白虎汤加苍术可矣；果其胃中有燥矢，用茵陈蒿汤亦足矣。曲突徙薪，此为上策，何必焦头烂额，乃为上客乎？

黄疸之病，当以十八日为期，治之，十日以上瘥，反剧为难治，

病气之衰，不逾三候。伤寒太阳证，发于阴者以

七日为一候，仲师言黄家从湿得之，湿郁生热，乃传阳明；发于阳者，以六日为一候。《伤寒论》"发于阴七日愈，发于阳六日愈"之文，谓一候也。玩太阳病七日以上自愈之条，足为明证。阳明篇云"伤寒三日，阳明脉大"，谓本太阳之病，过三候而反剧也。然则黄疸以十八日为期，即属阳明篇三日之例。阴以七为候，则伤寒三日为二十一日；阳以六为候，故黄疸三候为十八日。所以然者，始病十八日内，可发汗及利小便，可清热而去湿，正犹太阳伤寒，一汗病已，更无余病；若过十八日，湿尽化热，欲攻不得，故仲师言反剧为难治也。

疸而渴者，其疸难治；疸而不渴者，疸其可治。发于阴部，其人必呕；阳部，其人振寒而发热也。

非渴之难，渴而饮水之难。黄疸之病，既从湿得之，则肠胃之中，必多粘滞宿垢，妨其水道，小便不利，湿乃日增，则其证益剧，此其所以难治也。若夫不渴之证，脾阳犹能化气输津，即不治亦当渐愈，此其所以可治也，但同一黄疸，不惟渴与不渴之异，即所发之部分，要自不同。故有脾阳不振，湿留中脘，胃底胆汁不容，势必亢而上逆，故呕，下文云"诸黄腹痛而呕者，宜柴胡汤"，即此证也，发于太阴故称阴部；太阳寒水不行于膀胱，即出于皮毛，表虚不达，加以外寒，水气遇寒，即病振栗，营热内抗，即生表热，后文所云"诸病黄家当利小便，脉浮者当以汗解，桂枝加黄芪汤主之"，即此证也，发于太阳，故称阳部。阳部以太阳寒水言之，阴部以太阴湿土言之。要知黄疸病源，以水与湿为主要，而成于胆汁之掺杂，胆火炎上，不能容水与湿，乃合并而溢出皮外，此为黄疸所由成。胆汁色黄，故其汁亦如柏汁之染物。可见太阳病由汗出不彻而有发黄之变者，皆胆汁与湿热混杂为之也。

谷疸之病，寒热不食，食即头眩，心胸不安，久久发黄为谷疸，茵陈蒿汤主之。（茵陈蒿汤方，茵陈蒿六两、栀子十四枚、大黄二两，上三味，以水一斗，先煮茵陈减六升，内二味，煮取三升，去滓，分温三服，小便当利，尿如皂角汁状，色正赤，一宿腹减，黄从小便去也。）

谷疸之病，起于太阴之湿，成于阳明之热。太阳寒湿，与阳明之热交争，则生寒热；寒热作时，胃中饱闷不食，有时思食，谷气引动胃热，上冲脑部，即病头眩；心胸不安者，胃热合胆汁上攻，胸中之湿，郁而生热也；湿热与胆汁混合，上于头目，则头目黄，发于皮外，则一身之皮肤黄，于是遂成谷疸。所以用茵陈蒿汤者，用苦平之茵陈以去湿，苦寒清热之栀子以降肺胃之浊，制大黄走前阴，疏谷气之瘀，俾湿热从小溲下泄，则腹胀平而黄自去矣。按：此节后仲师言分温三服，小便当利，尿如皂角汁状，鄙意大黄当走大肠，惟制大黄走小便，服制大黄者，小便多黄，而其色极深，以意会之，当是脱去"制"字。然既成谷疸，大便必少，或大便行后，继以黄浊之小便，亦未可知也。

黄家，日晡所发热，而反恶寒，此为女劳得之；膀胱急，少腹满，身尽黄，额上黑，足下热，因作黑疸，其腹胀如水状，大便必黑，时溏，此女劳之病，非水病也。腹满者难治。硝石矾石散主之。

硝石矾石散方

硝石熬黄、矾石烧等分

上二味，为散，大麦粥汁和服方寸匕，日三服。病随大小便去，小便正黄，大便正黑，是其候也。

硝石，即芒硝之成块者，矾石即皂矾，能化粪为水，女劳用此方治，此亦急下存阴之义，为上文腹如水状言之也。皮水其腹如鼓，外浮而中空，日晡所发热，证情似属阳明，阳明当不恶寒，而反恶寒者，则以肾阴亏则阳明更燥（观少阴三急下证可知），相火败则表阳更虚也（观虚劳证手足逆寒可知），燥则发热，虚则恶寒；仲师所谓女劳得之者，为其阴虚而阳越也。膀胱不得温和之气，故急；虚气膨于少腹，故满；肾亏则脑虚，故脑气不荣额上而见黧色；胆胃之火，下陷涌泉，故足下热，《伤寒论》所谓"谷气下流也"；伤及血海，故便血，大便色黑者，瘀血之象也；脾肾者俱虚，故湿陷大肠而时溏。方用硝石以去垢，矾石以化燥屎，和以大麦粥汁，以调胃而疏肝，使病从大小便去，此亦在下者引而竭之之例也。

酒疸，心中懊憹，或热痛，栀子大黄汤主之。

栀子大黄汤

栀子十四枚　大黄三两　枳实五枚　豉一升

上四味，以水六升，煮取二升，分温三服。

酒气留于心下，上逆心脏，则心气亢而不下，往往有虚烦失眠之证，于是心阳不敛，转为懊憹；酒之标气为热，从胃系上迫于心，故热痛。方用栀豉，与伤寒太阳篇治心中懊憹同，加枳实则与栀子厚朴汤同，而必用大黄者，以酒疸胃热独甚也。但使胃热一去，则黄从大便去，心下诸病将不治自愈矣。

诸病黄家，但利其小便，假令脉浮，当以汗解之，宜桂枝加黄芪汤主之。（桂枝加黄芪汤方见"水气"）

黄疸之病，起于湿，成于水，利小便发汗，仲师既出茵陈五苓散及桂枝加黄芪汤方治矣。食古而不化，此笨材也。徐忠可言尝治一垂死之证，令服鲜射干至数斤而愈。又有偏于阴者，令服鲜益母草至数斤而愈。由前之说，则鼻燥头眩心中热痛懊憹欲死之证也；由后之说，则大便必黑之证也。其有不系酒疸谷疸女劳疸者，但以小便不利，湿郁发黄，服鲜车前根叶自然汁，当无不效，此又易利小便之变法也。

诸黄，猪膏发煎主之。

猪膏发煎方

猪膏半斤 乱发如鸡子大三枚

上二味，和膏中煎之，发消药成，分再服，病从小便出。

方用猪油半斤熬去渣，加乱发如鸡子大三团入煎，发消药成，分三服，病从小便出，仲师方治如此。然但言诸黄，而不言所治何证，予谓此酒疸谷疸女劳疸通治之方也。按："妇人杂病篇"云"胃气下泄，阴吹而正喧，此谷气之实也，猪膏发煎主之"，谷气实，非谷疸之渐乎？校《千金》云：太医校尉史脱家婢黄病，服此下燥粪而瘥，神验。徐忠可治骆天游黄疸，用猪膏四两，发灰四两，煎服，一剂而瘥。皆其明证。至如女劳一证，相火薰灼，血分必燥，酒气伤血，血分亦燥，故二证大便皆黑。猪膏以润燥，发灰为血余，取其人血分而和血，凡大便色黑肌肤甲错者皆宜之，故不指定为何证也。

黄疸病，茵陈五苓散主之。

茵陈五苓散方

茵陈十分末 五苓散五分

上二味和，先食饮服方寸匕，日三服。黄疸从湿得之，此固尽人知之；治湿不利小便非其治，此亦尽人知之。五苓散可利寻常之湿，不能治湿热交阻之黄疸，倍茵陈，则湿热俱去矣。先食饮服者，恐药力为食饮所阻故也。

黄疸，腹满，小便不利而赤，自汗出，此为表和里实，当下之，宜大黄硝石汤。

大黄硝石汤方

大黄、黄柏、硝石各四两　栀子十五枚

上四味，以水六升，煮取二升，去滓，内硝，更煮取一升，顿服。

凡热邪内壅阳明，小便必短赤，甚而宗筋内痛，时出白物，又甚则筋牵上髀而痛，此固审为大承气证矣。腹满，小便不利而赤，虽证属黄疸，其为阳明里实，则固同于伤寒；自汗出则为表和。病气不涉太阳，故宜大黄硝石汤，以攻下为主。疸病多由胃热上薰，故用苦降之栀子（此味宜生用）；湿热阻塞肾膀，故加苦寒之黄柏。或云：栀子黄柏，染布皆作黄色，仲师用此，欲其以黄治黄。是说也，予未之信。

黄疸病，小便色不变，欲自利，腹满而喘，不可除热，热除必哕。哕者，小半夏汤主之。（小半夏汤方见"痰饮"）

小半夏汤一方，以生半夏合生姜，为寒湿上逆者用之也，岂可以治黄疸？故陈修园于本条下极称理中汤加茵陈之妙。然玩仲师本文，特为误下成哕者言之，非以治疸也。小便色不变，则肾膀无热；欲自利，则肠中无热；腹满而喘，便可决为太阴虚寒，若再事攻下，则热除而转哕，哕者，虚寒上逆之变证，与欲呕之病正同，用特借之以救逆。盖此证当不能食，不能食，则胃中本自虚冷，客热不能消谷，伤寒阳明篇云"阳明病，不能食，攻其热必哕，所以然者，胃中虚冷故也"，然则此证不经误治，原宜四逆理中。予故谓用小半夏汤，为误治成哕言之也。

诸黄，肿痛而呕者，宜柴胡汤。（柴胡汤方即小柴胡汤，见伤寒太阳篇，又见"呕吐"。按本方加减法，腹痛去黄芩加芍药。）

黄疸之病，始于湿，中于水，成于燥。予读杂病论至痛而呕者宜柴胡汤，恍然于胆火之为病也。夫湿胜则腹满，水胜则小便不利，燥胜则胃热上攻而心中热疼，或上薰于肺而鼻燥，或食入胃热上浮而头眩。原其所以病黄疸之由，则由胃底原有之胆汁，不能容水与湿，水湿混入于胃，胆汁出而相抗，乃随水湿溢出皮毛手足头目而成黄色。腹为足太阴部分，胆邪乘脾，乃病腹痛，伤寒太阳篇云"脉弦紧者，腹中剧痛，先与小建中汤，不差，与小柴胡汤"，此即胆邪乘脾之治也。呕固少阳本病，此可证柴胡汤统治诸黄之旨矣。

男子黄，小便自利，当与虚劳小建中汤。

此亦肝胆乘脾之方治也。首篇云：知肝传脾，必先实脾。男子黄，小便自利，则脾脏之湿欲去，而本脏先虚，脾虚而胆邪乘之，必有前条腹痛而呕之变。用甘味之小建中汤，此正因脾脏之虚，而先行实脾。历来注家，不知仲师立方之意，专为胃底胆汁发燥，内乘脾脏而设，故所言多如梦呓也。

惊悸吐衄下血胸满瘀血病脉证治第十六

寸口脉动而弱，动即为惊，弱则为悸。

此寸口，当以手太阴之第一部言，非以全部分言也。寸口之脉，世称左心而右肺，其实心寄肺脏之内，原不必强分左右也。寸口之脉，暴按则动，细按则弱。盖仓卒之间，暴受惊怖，则心为之跳荡不宁，而寸口之动应之，故动则为惊；既受惊怖，气馁而惕息，寸口之弱应之，故弱则为悸。此证不得卧寐，才合目则惊叫，又复多疑。予尝治赵姓妇人一证，颇类此，中夜比邻王姓失火，梦中惊觉，人声鼎沸，急从楼梯奔下，未及地而仆，虽未波及，而心中常震荡不宁，予用炙甘草汤加枣仁辰砂，五剂而卧寐渐安，不复叫呼矣。

师曰：尺脉浮，目晴晕黄，衄未止。晕黄去，目睛慧了，知衄今止。大凡人体中浊阴下坠，则动急之脉，上出鱼际。妇人临产，脉出指端；妇人经来，脉浮鱼际，此血下出而脉形变于上也。浮阳上冲，则尺部浮动而数急，虚劳吐血，则尺脉浮大；阳热上冒，鼻中衄血，则尺部亦浮大，此血上逆而脉形见于下也。本条以尺脉浮而知衄血，然必合目睛晕黄，始可定为衄血。所以然者，衄为浮阳上冲脑部之证，盖目系内接脑部，无论阳明实热，太阳标热，一犯脑部，则颅骨缝开，血从额上下走鼻孔，衄血多日，则溢入目睛而见黄色，此与太阳温病津液素亏，误发汗而微见黄色者同例，皆为血色发黄之明证。故医者诊脉辨色，既于尺部得浮脉，更据目睛之黄与不黄，便可决衄之止与不止也。

又曰：从冬至春，衄者太阳；从夏至秋，衄者阳明。（原本误，今校正）

太阳表实无汗之证，血热内抗，外不得泄，则上冲于脑而为衄；阳明里热，不得大便，则亦上冲于脑而为衄，此太阳阳明之脉，因于证，不因于时也。然则仲师何以言从春至夏衄者太阳，从秋至冬衄者阳明？曰此传写之误也。太阳伤寒，见于冬令为多，太阳中风，见于春令为多，则原文当云"从冬至春衄者太阳"；自夏徂秋，天气炎热，肠胃易于化燥，阳明内实为多，则原文当云"从夏至秋衄者阳明"。陈修园亦知其说不可据，不敢订正其失，而谓四时当活看，犹为未达一间。

衄家不可汗，汗出必颧上陷，脉紧急，直视不能眴，不得眠。

此条见《伤寒论》，前释额上陷，既订正为额旁陷矣。然犹未甚精确也，人之头颅，惟两太阳穴最为空虚，液少则瘦而下陷，部位在颧以上，则本条当云颧上陷。所以然者，衄家阳热冲脑，更复发汗，则阳热益张，阴液枯燥，颧上太阳穴因瘦而陷。脉紧急，目直视不能眴，不得眠，皆阳热外张，阴液内竭之象也，余详《伤寒发微》，不赘。

病人面无色，无寒热。脉沉弦者衄；脉浮弱，手按之绝者，下血；烦咳者，必吐血。

文曰病人面无色，初未明言何病，然面无色，则气弱血虚之象也（虚劳篇，男子面色薄为亡血），加以外无寒热，则病不在表而在里。脉见沉弦者，水胜血负，阴寒内据而阳上亢也，阳气冲脑，则颅骨缝开，血从脑出而为衄。此证既无寒热，即为里虚，与上脉浮之衄不同。脉浮而弱，弱为血虚，浮即为阴不抱阳，若手按之而不能应指，则阳上浮而气下脱矣，在男子为便血，在妇人为崩漏。至于浮弱之脉，加之以烦咳，则血被冲激而上出于口。三证不同，而血分之热度皆低，若误浮阳为实热，投以寒凉，必致上冒之浮阳益急，而见发热，病乃不可治矣。

夫吐血，咳逆上气，其脉数而间有热，不得卧者死。

吐血咳逆上气，此即上烦咳吐血之证，但脉本浮弱，何以反数？本无寒热，何以间有表热？则凉药误之也。尝见丹徒赵朴庵在四明医院吐血，表有微热，既返丹徒，医家投以凉药数十剂，表热日甚一日，至于累夜失眠，以至于死，可哀也已。（此证误于凉药，压之不平，发之益炽，至于血热消亡，而其人已死矣。）

夫酒客咳者，必致吐血，此因极饮过度所致也。

酒标热而本寒，标热伤肺，因病咳嗽；本寒伤脾，因病多痰，痰不尽则咳不止，肺络激破，因病吐血，此非外感，皆贪杯者所自取。仲师虽不出方治，当清湿热，要无可疑。陈修园谓五苓去桂枝加知母石膏竹茹多效，盖近之矣。

寸口脉弦而大，弦则为减，大则为芤，减则为寒，芤则为虚，虚寒相抟，此名为革，妇人则半产漏下，男子则亡血失精。

此节互见虚劳篇，说解已详，兹不赘。

亡血不可发其表，汗出，即寒栗而振。

亡血一证，血分之热度本低，发其表则热度益低，血热损于前，表阳虚于后，有不病寒栗而振乎？亡友丁甘仁尝言：予治失血证，验其血热亏耗者，每以附子理中取效。真至言也。（说解详伤寒太阳篇，并补方治。）

病人胸满唇痿，舌青口燥，但欲漱水，不欲咽，无寒热，脉微大来迟，腹不满，其人言我满，为有瘀血。

病人胸满为气滞不通，其为有湿痰与否，尚未可定。血之色见于唇，亡血者唇白，血热重则唇黑，至于唇干黑而痿，其为瘀血无疑；舌青者，死血之色见于上也；血干则口燥，然燥而渴饮，犹恐为阳明之热，若但欲漱水不欲咽，则燥气不在肠胃可知；无寒热，则决非表病；脉微大来迟，血停于下而脉不应也；腹不满，无宿食也，病者自言满，其为蓄血无疑，轻则桃核承气，重则抵当汤丸，视病之轻重而酌剂可也。

病者如有热状，烦满，口干燥而渴，其脉反无热，此为阴伏，是瘀血也，当下之。

病者如有热状，于何见之？一见于心烦胸满，一见于口干燥而渴。盖蓄血一证，原自有合阳明燥实者，《内经》"二阳之病发心脾，女子不月"是也。然按其脉，有时与证情不同，此又何说？盖阴血内伏，则脉不奋兴。是当以桃核承气合抵当汤下之，瘀血行则烦满燥渴止矣。火邪者，桂枝去芍药加蜀漆牡蛎龙骨救逆汤主之。（桂枝去芍药加蜀漆牡蛎龙骨救逆汤方，桂枝三两去皮、甘草二两炙、龙骨四两、牡蛎五两、生姜三两、大枣十二枚、蜀漆三两，洗去腥，上为末，以水一斗二升，先煮蜀漆，减二升，纳诸药，煮取三升，去滓，温服一升。）此条大旨，与火劫发汗同。火劫发汗，或为惊狂，或圊血吐血，要以惊狂为最剧，故伤寒太阳篇于火劫亡阳一证，出救逆汤方治，方用龙牡以收上浮之阳，加蜀漆以去痰。按：火邪之为病，因火薰灼毛孔，汗液外泄，卫气太强，肌肉之营气，不与卫和，故用桂枝姜枣，扶脾阳外达，使与在表之卫气，融洽一片，外浮之阳气，乃与里气相接，所以去芍药者，不欲过泄其营气故也。

心下悸者，半夏麻黄丸主之。

半夏麻黄丸方

半夏麻黄各等分

上二味，末之炼蜜和丸，小豆大，饮服三丸，日三服。

太阳寒水内陷，水气凌心，则心下悸，此非可漫以镇心之治治也。皮毛不开，则水气之在表者不去；浊阴失降，则水气之在里者不除。半夏麻黄丸，用生半夏以去水，生麻黄以发汗，不治悸而悸当自定，所以用丸者，欲其缓以攻之，盖因水气日久，化为粘滞之湿痰，非如暴感之证，水气尚清，易于达毛孔而为汗也。

吐血不止者，柏叶汤主之。

柏叶汤方

柏叶、干姜各三两　艾三把

上三味，以水五升，取马通汁一升，合煮，取一升，分温再服。《千金》加阿胶三两，亦佳。

吐血无止法，强止之则积为瘀血，而病变不测。尝见四明某患吐血，西医用止血针止之，遂至瘀结大肠，大便不通，后用猪胆汁导下其燥粪，投之水中，化为血色。又有用鲜生地、地骨皮止之者，其人腹中常痛，故虽吐而不止，断无强止之理。柏叶汤方治，用苦涩微寒清血分之侧柏叶，以除肺脏之热，又恐其血之疑滞也，用温脾之干姜以和之，更用逐寒湿理气血之艾叶以调之。惟马通汁不易制，陈修园谓无马通汁，可用童便代之，引上逆之血而导之下行，则不止血而血自止矣。

下血，先便后血，此远血也，黄土汤主之。

黄土汤方 亦主吐衄。

甘草、干地黄、白术、附子各三两炮 阿胶三两 黄芩三两 灶中黄土半斤

上七味，以水八升，煮取三升，分温三服。

脾寒不能统血，则下陷而便血，尤在泾谓"脾去肛门远，故曰远血"，是也。黄土汤方治，温凉并进，以血之下泄，久久必生燥热也，故用地黄、黄芩、阿胶以润而清之，以脾脏之虚寒下陷也，故用甘草白术以补虚，炮附子以散寒，更用灶中黄土以去湿，而其血当止。辛未八月，曾治强姓饭作同事下利证，所下之血如水，昼夜不食，几死矣，方用灶中黄土四两，炮附子五钱，干姜四钱，五剂后，利止能食，盖即黄土汤之意也。

下血，先血后便，此近血也，赤豆当归散主之（方见"狐惑篇"）。

先血后便，此即西医所谓肠出血之证也。按：本书"百合狐惑篇""病者脉数"节，实为肠痈证"欲知有脓"节脱文，而赤小豆当归散，要为肠痈正治，语详本条下，兹不赘述。赤小豆去湿，当归以和血，欲使脓去而新血不伤也。由此观之，本条之近血证情，必与肠痈为

近，故方治同也。

心气不足，吐血衄血，泻心汤主之。

泻心汤方

大黄_{二两} 黄连、黄芩各一两

上三味，以水三升，煮取一升，顿服之。

太阳标阳下陷，则心气以不足而虚，气结成痞；与阳明燥气相合，则大便不行。燥气上迫于心，则心气愈形不足；燥热上冲于脑，则病衄血；大肠燥热挟血海之血上出于口，则病吐血。方用芩、连、大黄引热下泄，则心脏以不受熏灼而自舒矣。尝见同乡韩筠谷治红木作吐血证用此方，一下而吐血立止，盖亦釜底抽薪之旨也。

呕吐哕下利病脉证治第十七

夫呕家有痈脓，不可治呕，脓尽自愈。

此为热郁伤络之证，与寻常呕吐不同。师但言呕家有痈脓，正不知其在肺在胃，伤寒太阳篇云"凡服桂枝汤吐者，其后必吐脓血也"，按"肺痈之为病，始萌可救，脓成则死"，则此节所谓不可治呕，脓尽自愈者，必非肺痈可知。窃意凡遇此证，可竟用外科犀黄丸以止痛而消毒，千金苇茎汤，桔梗甘草汤，并可用之，当归赤小豆散，排脓散，尤为主要。盖血腐成脓，利用抉排，若外体之溃疡然，毒未尽者，不当急于生肌也（此条见伤寒厥阴篇）。

先呕却渴者，此为欲解。先渴却呕者，为水停心下，此属饮家。呕家本渴，今不渴者，心下有支饮故也，此属支饮。

水气湿痰，阻于上膈，胆胃上逆，则一时倾吐而出；及水气湿痰既尽，独存胆胃之火，乃一转而为燥渴，此即"欲饮水者，少少与之，即愈"之证也，故渴为欲解。若水停心下，津液不能上润喉舌而渴，及胃邪充溢，渗入胃之上口，胃底胆火不能相容，乃至冲激而呕，此饮家所以先渴却呕也。若夫呕而不渴，则心下支饮方盛，胃中胆火不炀，此在"痰饮篇"为小半夏汤证，说详"呕家本渴"条下，不赘。

问曰：病人脉数，数为热，当消谷引饮，而反吐者，何也？师曰：以发其汗，令阳微，膈气虚，脉乃数，数为客热，不能消谷，胃中虚冷故也。脉弦者虚也，胃气无余，朝食暮吐，变为胃反。寒在于上，医反下之，今脉反弦，故名曰虚。

此经医者误治伤及中气之病脉证也。风寒袭表，皮毛间水气凝沍，则病形寒；中阳不振，不能旁达四肢，则亦病形寒（忍饥之人，多瑟缩畏寒，可为明证）。恶寒同，而所以恶寒者不同。设于中阳不振之恶寒，误认为麻黄汤证而遽发其汗，则胃中阳气益虚，而脉反见数，脉数者，汗后阳气挟营阴而外张，内脏之阳气，将一泄无余。盖其脉虽数，要与脉迟不胜谷食者，同为胃中虚冷，故饮食入胃而反吐，为其一去不还，故为客热。膈气因寒而虚，故其气上逆，吸入胃之饮食，倾吐而出也。此胃气因误汗而虚冷者也，此条见太阳篇。阳热之证，肠胃燥实，则病不能食；寒湿阻滞，胃气不降，则亦病不能食。不能食同，所以不能食者不同。设于寒湿阻滞之不能食，误认为大承气汤证而遽下之，则膈上之寒湿，并入胃中，而消化之力益微，脉乃转弦，弦为阴脉，故痰饮水气疟证多有之，水饮入胃，胃底胆汁不能相容，则病呕逆（痰饮疟证多呕，皆有湿痰，而其脉俱弦，可知弦为胃中湿痰所致）。盖胃中胰液馋涎，皆能消食，自误下之后，膈上寒痰入胃，与胃中原有之津液，化而为一，中气既寒，消化之力愈薄，故食入停贮胃中，历一周时胃底胆汁抗行，因至朝食暮吐。所以变为胃反者，胃中阳气既虚，他种津液，与胆汁不和故也。此胃气因误下而虚冷者也。

寸口脉微，微则无气，无气则营虚，营虚则血不足，血不足则胸中冷。

玩此节原文，首句言寸口脉微而数，后文但言脉微，则而数二字，当为衍文。盖人一身之血，热度合华氏寒暑表九十五度，为血之中数，其应于动脉者，即为平脉，若热度渐低，营气不能上应，则其脉当迟当弱，至于两手动脉见微，则营气不足以上应，而脉管血少。心脏主脉与血，部位正在胸中，血不足而脉道微，故胸中冷。营虚而血少，则太阳寒水，不得阳热蒸化，而卫阳不达于皮毛，脾阳不达于四肢。少阴病脉必微细者，水胜而血负也，水寒则胃败，故趺阳负少阴为不顺。近人以呕吐清水为胃寒，其说要非无据。尤在泾乃谓胸中冷非真冷，不可以热治之，然则少阴病之脉微细，何以用四逆汤耶？要知用药之法，无问寒热补泻，在以偏救偏，但中病即止，而不当太过耳。尤在泾持论如此，无怪其偏信丹溪，不能人仲景之室也。

趺阳脉浮而涩，浮则为虚，涩则伤脾，脾伤则不磨，朝食暮吐，暮食朝吐，宿谷不化，名曰胃反。脉紧而涩，其病难治。

趺阳脉为胃脉之根，当以冲和为正脉，若轻取见浮，重按见涩，则胃气不降，宿食不下小肠；脾阳不升，不能吸收小肠津液上承心肺而为血。盖食入于胃，食气与脾气化合，上下相引，乃掣制胃之全体，磨擦新食成浆，然后下渗十二指肠，无病之人所以知饥也。若脾阳顿滞，不能牵掣胃之全体上下磨擦，则胃中所受之谷食，不有消融成糜以下渗十二指肠，胃底胆汁上抗，遂至朝食暮吐，暮食朝吐，病名"胃反"（方治在后条）。盖此证水饮入口即上泛，谷食入胃，又以消化力薄，始则停蓄，继则倾吐。大肠宿垢，积欠不行，一似阴干者然，大肠干涩不通，则胃浊愈加上泛，故脉紧而涩。急则治标，要惟有于他方治中加大黄利之之法，较为近似，否则胃浊不降，加以肠中痞塞，其病乃益不可治也（半硫丸，似亦可用）。

病人欲吐者，不可下之。

湿痰阻于胸膈，则上泛而欲吐。考太阳将传阳明，则上湿下燥，固有当用瓜蒂散吐之者，盖湿邪粘滞，非一下所能尽，或恐留滞肠胃，转为他病，为其病在上膈也。尝见病呕逆之人，自用吴茱萸以止之者，腹中胀闷欲死，浸成里热，以致匝月昏愦，几于不救。由此观之，病人欲吐者，不惟不可下，并不可止，为胸中自有湿痰也。《内经》不云：在高者引而越之乎？

哕而腹满，视其前后，知何部不利，利之愈。

寒热二气相冲激，则病哕逆，若阴阳电相触者然，故哕有寒热之别。湿痰留于上膈，真阳被郁，有时冲激而上，不能相胜，则为寒哕；郁热在下，鼻中吸入之清气，与之冲激，则为热哕。然则哕而腹满者，究为何病？盖热结膀胱，三焦水道不通，则由蓄水而肿满，是为五苓散证；热结大肠，腑气不通，则由燥屎而腹满，是为大承气证。所谓知其何部不利，利之而愈也，释义详《伤寒发微·厥阴篇》，兹不赘。（按此证大便不行者，下后呃止则愈，呃不止则死，予亲见之。）

呕而胸满者，吴茱萸汤主之。（吴茱萸汤方，吴茱萸一升、人参三两、生姜六两、大枣十二枚、上四味，以水五升，煮取三升，温服七合，日三服。）

胃浊不降，脾阳不升，则气机痞塞。呕而胸满者，脾虚生湿，中气寒而胃浊上泛也。盖脾脏吸收小肠津液，上出胸中，胸中阳气充足，则清者散为汗液，膏者上达心肺二脏，化而为血。（西医谓之淋巴干）胸中阳气不足，则津液停蓄，悉化为湿，胸中为宗气所居，气为湿阻，至不得噫嗳，则胀闷欲死，此其所以胸满也；湿痰在胸，胆胃郁而不舒，则激而上泛，此其所以呕而胸满也。吴茱萸以降逆散寒，人参姜枣以和胃扶脾，但使膈间阳气渐舒，咽中时得噫嗳，或呵欠，或吐出痰涎，则胸满去而呕逆亦止。盖仲师虽言呕而胸满，其实

217

由胸满而呕也。

干呕，吐涎沫，头痛者，吴茱萸汤主之。

脾虚则生湿，胃寒则易泛，胃中无宿食，则为干呕；胃中馋涎，与胃底胆汁化合，并能助消化之力，胆汁太多，热乃上泛而吐苦水，馋涎大多，寒乃上泛而吐涎沫；干呕不已，胃中浊气上冲，因病头痛。故仲师但用吴茱萸汤，与上节呕而胸满同法，但使浊阴下降，头即不痛，此亦不治之治也（此条见《伤寒论·厥阴篇》）。

呕而肠鸣，心下痞者，半夏泻心汤主之。（半夏泻心汤方：半夏半升洗，黄芩、干姜、人参、甘草各三两炙，黄连一两，大枣十二枚。上七味，以水一斗，煮取六升，去滓再煮，取三升，温服一升，日三服。）上膈寒湿，下陷于胃，胃底胆汁不能相容，则病呕逆，此属寒，宜用吴茱萸者也；胃中浊热，合胆火上奔，则亦病呕逆，此属热，宜用黄连者也，二证寒热不同，故降逆之药品，亦因之而异（近人不辨寒热，合黄连用之，模棱之见耳）。此节证象为呕而肠鸣，为心下痞，郁热在上，寒水在下，与伤寒胸中有热胃中有邪腹中痛欲呕吐之黄连汤证略同。故半夏泻心汤方治，所用半夏、干姜、甘草、人参、黄连、大枣，皆与黄连汤同，惟彼以寒郁太阴而腹痛用桂枝以达郁，此为气痞在心下，热邪伤及肺阴，兼用黄芩以清水之上源，为不同耳。又按伤寒太阳篇云"但满而不痛者，此为痞，柴胡汤不中与之，宜半夏泻心汤"，知此方原为治痞主方。所以不与腹中雷鸣下利之证同用生姜泻心者，亦以水气不甚，不用生姜以散寒也。

干呕而利者，黄芩加半夏生姜汤主之。（黄芩加半夏生姜汤方：黄芩、生姜各三两，甘草二两，芍药一两，半夏半升，大枣十二枚。上六味，以水一斗，煮取三升，去滓，温服一升，日再夜一服。）

太阳寒水内薄，胃底胆汁不能相容，则为干呕；寒水太多，脾不能胜，协标热下趋，即为自利，二者均为脾胃不和。方用黄芩汤以治协热利，其功用在清胆火而兼能扶脾，合小半夏汤以止呕，其功用不惟降胃逆，而并能去水，此二方合用之大旨也（方及证治，并见《伤寒论·太阳篇》）。

诸呕吐，谷不得下者，小半夏汤主之（小半夏汤方见"痰饮"）。

呕吐而不能食，为胃中虚寒，是宜吴茱萸汤者也。仲师乃曰诸呕吐谷不得下者，小半夏汤主之。然予尝如法用之，往往失效，岂仲师误之耶？是不然，古人用半夏多用生者，但洗去泥耳，近来药肆所用，先以水浸七日，去膏液而留渣滓，去水之本性全失，再用姜汁拌炒半熟，欲其立止呕吐，岂可得哉？按呕吐一证，心下水气不甚，胃中虚寒者，则宜吴茱萸汤；水气太甚，时时泛滥而呕吐清水者，则宜生半夏生姜汤，仲师所谓纳半夏以去其水也。

呕吐而病在膈上，后思水者解，急与之。思水者，猪苓散主之。

猪苓散方

猪苓、茯苓、白术各等分

上三味，杵为散，饮服方寸匕，日三服。

水气在心下则甚，在膈上则微，呕吐而病在膈上，则倾吐易尽。设渴而思饮，则水气已尽，其病当解，急与水以滋其燥，而此外更无余病，《伤寒论》所谓"少少与之愈"也。若水气在心下而呕吐思水者，则当通下焦，特于五苓散中去桂枝泽泻以利小便，使下焦通，而在上之水气，得以下行，上承之津液，乃不为所阻，而渴饮自止矣，此亦伤寒太阳篇"渴者宜五苓散"之意也。

呕而脉弱，小便复利，身有微热，见厥者，难治，四逆汤主之（四逆汤方：附子一枚生用、干姜一两半、甘草二两炙。上三味，以水三升，煮取一升二合，去滓，分温再服，强人可大附子一枚，干姜三两）。呕而脉弱，水胜而血负也。惟其水胜，则下焦必寒，故小便复利（按：此证小便必色白不黄）；浮阳外出，而中无实热，故身热微；手足见厥者，中阳虚，而不达四肢也。此证纯阴无阳，自半夏泻心汤以下诸方，俱不合用，故日难治。难治非不治也，盖舍四逆汤大温中下之剂，病必不愈，观方后所列强人可大附之一枚，干姜二两，可以识难治之旨矣。

呕而发热者，小柴胡汤主之。（小柴胡汤方：柴胡半斤，半夏半升，黄芩、人参、甘草、生姜各三两，大枣十二枚。上七味，以水一斗，煮取六升，去滓再煎，取三升，温服一升，日三服。）

凡疟病多呕，其脉必弦，所以多呕者，胆胃之气上逆也，故疟病用小柴胡汤，往往取效。然则呕而发热者，仲师虽不言脉，窃意脉亦见弦，故亦宜小柴胡汤。柴胡以发汗，黄芩以清胆，参草姜枣以和胃，汗出而外解，则表热不吸引胆火，中气不至上逆，而无呕吐之弊，此呕而发热所以与疟同法也。

胃反呕吐者，大半夏汤主之。

大半夏汤方

半夏二升　人参三两　白蜜一升

上三味，以水一斗二升，和蜜扬之二百四十遍，煮药取二升半，温服一升，余分再服。

反胃之证，大便如羊矢，艰涩而不下，不类阳明燥矢，可用大承气汤以下之。况水气太甚，渗入于胃，胃底胆汁不受，因而呕吐，呕吐伤及胃阴，时时上泛，胃因不和。水气所以不降者，又因大肠干涸之故（胃中谷食，久不下十二指肠，肠中粪秽一似阴干者然）。故大半夏汤方治，生半夏以去水，人参以益胃汁，白蜜以润肠，使渣滓下通，水乃得降，而胃反之病愈矣。（按：世俗相传朝食暮吐，暮食朝吐方治，为熟地二两、山萸肉三两、牡桂一钱。又有脾胃虚弱食不消化方，为秫米粉作汤圆子，每服煮食七粒，加醋吞服，一重用山萸肉，一用醋，皆能令干涸之粪发酵易化，附存之。癸酉闰五月十四日，裴德炎妻病此，予用姜半夏四钱，潞党参一两，白蜜四两，三剂即便通能食呕止。）

食已即吐者，大黄甘草汤主之。

大黄甘草汤方

大黄二两　甘草一两

上二味，以水三升，煮取一升，分温再服。

食已即吐，所吐者为谷食，非饮水即吐之比。胃底胆汁，不能合胰液而消谷，反逆行而冲激于上，故食已即吐。但吐之太暴，虽由胆火上逆，要亦因大肠之壅塞。故方用甘草以和胃，大黄以通肠，肠胃通而胆火降，谷食乃得以顺受焉，此大黄甘草汤之旨也。

胃反，吐而渴，欲饮水者，茯苓泽泻汤主之。

茯苓泽泻汤方

茯苓半两　泽泻四两　甘草、桂枝各二两　白术三两　生姜四两

上六味，以水一斗，煮取三升，纳泽泻，再煮，取二升半，温服八合，日三服。此证与病在膈上节略同，

方治以利水为主，亦与思水之猪苓散相似。茯苓泽泻汤方治，于五苓中去猪苓以泄水，可知渴欲饮水，为水气阻于心下，津液不能上达喉舌，而初非真渴；所以加生姜甘草者，亦以水邪出于胃之上口，辛甘发散以调之也；所以后纳泽泻者，亦以其气味俱薄，不任多煎也。

吐后，渴欲得水而贪饮者，文蛤汤主之。兼主微风，脉紧头痛。

文蛤汤方

麻黄三两　杏仁五十枚　大枣二十枚　甘草、石膏、文蛤各五两　生姜三两

上七味，以水六升，煮取二升，温服一升，汗出即愈。

吐后渴欲得水而贪饮，似与前证吐而渴欲饮水者无别，何以前证用茯苓泽泻汤，此证独宜文蛤汤？此不可以不辨也。盖吐而渴欲饮水，为随吐随渴，随饮随吐，水气溜胃之上口而里无热之证；吐后渴欲得水而贪欲，为吐后之渴，水气出上膈而里有热之证。惟其无里热，故但疏阳气通小便，使水热自下焦泄之；惟其有里热，故上发汗而下泄热使水气从上下二焦分泄之，夫各有所当也。

干呕吐逆，吐涎沫，半夏干姜散主之。

半夏干姜散方

半夏、干姜各等分

上二味，杵为散，取方寸匕，浆水一升半，煮取七合，顿服之。

始而干呕（俗名胃泛），继而吐逆（俗名胃寒，所吐清水），是水气从胃之上口渗入，胃不纳而上泛之证也，加之以吐涎沫，心下必有微饮。其所以异于头痛一证者，彼但为胃中浊气上泛，初无水气，故但用吴茱萸汤以降逆；此证吐逆，为膈上有水气，为胃中有寒，故用半夏干姜散以降逆而温中。徐忠可反以头痛者为重，此证为轻，殆不然也。

病人胸中似喘不喘，似呕不呕，似哕不哕，彻心中愦愦无奈者，生姜半夏汤主之，

生姜半夏汤方

半夏半升　生姜汁一升

上二味，以水三升，煮半夏取二升，纳生姜汁，煮取一升半，小冷，分四服，日三夜一。呕止，停后服。

胸中为上焦升发水液之区，西医谓之淋巴干。气与水由细管中散出，胸中之气，乃得舒畅，否则乳糜顿滞，即化为湿痰，阻其上出之气，肺气欲纳而不能受，胃气欲抗而不能伸，于是似喘不喘，似呕不呕，似哕不哕；肺气不达，胃气不通，上不得为噫嗳，下不能转矢气，以致彻心中愦愦无奈。究其所以致此者为其湿痰，阻塞膈上，阳气被遏而不宣也。方用生姜汁以宣阳气之郁，用生半夏祛水气之停，但使阳气通于上，湿痰降于

下，胸中气机，乃通达无所窒碍，而诸恙自愈矣。

干呕，哕，若手足厥者，橘皮汤主之。

橘皮汤方

橘皮四两　生姜半斤

上二味，以水七升，煮取三升，温服一升，下咽即愈。

干呕及呃，皆出于胃气不和，但病之来源不同，故治法亦异。胃主四肢，胃气阻塞不能旁达四肢，故手足厥。要其所以致此者，不可以不辨也。水胜血寒，阳气不达四肢者，手足必厥，但必有兼证，或为吐利交作，或为下利，其脉必细弱无力，此宜四逆理中者也；或湿痰与宿食交阻中脘，阳气不达于四肢，则手足亦厥，其人或咳或悸，或小便不利，或腹中痛而泄利下重，此宜四逆散者也；若但见干呕呃之证，其脉必不微细，亦必无泄利下重之变，胃中阳气所以不达四肢者，要不过气机阻塞耳，故但用生姜以散上膈之郁，橘皮以发胃气之闭，温服一升，而下咽即愈矣。

哕逆者，橘皮竹茹汤主之。

橘皮竹茹汤方

橘皮二斤　竹茹二升　大枣三十枚　生姜半斤　甘草五两
人参三两

上六味，以水一斗，煮取三升，温服一升，日三服。

哕有寒热之别，哕而腹满条及前条，已详言之矣。若但哕逆而别无兼证，在上无干呕手足厥之变，在下无腹满之变，则但为中气之虚，而微见胆火之上逆。中气虚，则阳气不能外散，而阻于膈上，兼之胆火内郁，于是吸入之清气，与之相触，遂病呃逆。方以橘皮竹茹为名者，橘皮以疏膈上停阻之气，竹茹以疏久郁之胆火，而呃逆可止矣。然呃逆之由，起于上膈不散之气，胆火之上冲亦为此不散之气所郁，而气之所以不得外散者，实因中气之虚。故知此方橘皮竹茹为治标，大枣生姜甘草人参为治本。不然，但用橘皮竹茹，亦足以治呃矣，既愈之后，能保其不复哕耶？

夫六腑气绝于外者，手足寒，上气，脚缩；五脏气绝于内者，利不禁，下甚者，手足不仁。

气之行于六腑者，水分之寒，得血分之温，蒸化外出者为卫，血分温度不高，则水分不能化气达于皮毛之外而手足寒；水气留著上膈，里气阻而不出，外气吸而不纳，则为上气，病属太阳。肠胃燥热，大便不通，薰灼阳明支脉，股下牵掣上膝外廉屈而不伸，病属阳明。脾湿下陷，肾阳虚而不能泄水，溢入回肠，则利不禁，是为阴气内绝；脾主四肢，脾湿下陷，阳气不达，故手足不仁，甚则逆冷，仲师不言者，盖即在不仁之内也，病属三阴。沈自南说不精，以脚缩为阳虚生寒，尤谬。

下利脉沉弦者，下重；脉大者为未止，脉微弱数者，为欲自止，虽发热不死。

脉沉弦为有水，此《伤寒》《金匮》之通例也。水与湿并，乃病下利；水流动而湿粘滞，故利而下重，此为四逆汤证，为其寒湿下陷也。予治此证，见脓血者，或用附子理中汤加柴胡升麻，所以疏郁而消毒也；痛甚则加乳香没药，所以止痛也。此厥阴下利，虽下重而不宜凉剂者也。若夫寒尽阳回，则阳明脉大，是其始病寒湿而利不止，继乃寒湿变为燥热，而利仍未止，是即后文下乃愈之证，宜用大承气汤者也。惟邪尽正虚，脉乃微弱，邪尽则利欲自止，阴尽阳回，脉乃微弱而兼数，则尤可决其利将自止也。此证虽脉数而渴，甚至发热圊脓血，但用清热去湿之白头翁汤，一二剂可愈，故曰虽发热不死。不似肢冷脉伏，治以温药，而厥不还者，为必无生理也。（此条见伤寒论厥阴篇）

下利，手足厥冷，无脉者，灸之，不温。若脉不还，反微喘者，死。

脾主四肢，脾脏虚寒，则手足厥冷；心主脉与血，心房血虚，则无脉。欲温脾脏，莫如干姜甘草；欲强心房，莫如附子，则四逆汤其主方也，此为有脉者言之也。若血分中热度消歇，以至脉伏不鼓，则非药力所及，是当通灸三阴诸穴，使阳气四达，而手足当温，脉伏当出。若既灸之后，手足依然逆冷，脉之伏者，依然不还而反见微喘，则是血虚于里，气脱于外，危在旦夕矣。

少阴负趺阳者为顺也。

此句与上不接，当另为一条。盖少阴为病，每患寒湿下陷，但得寒尽阳回，即是生机。少阴病虽三急下证，及时而治，皆可不死，为其以少阴而兼阳明也，故谓之顺。

下利，有微热而渴，脉弱者，今自愈。

下利，脉缓，有微热，汗出，今自愈，设脉紧，为未解。

下利一证，起于脾阳不升，而寒湿下陷，其脉当见沉紧，身冷无汗，不言可知。盖阳气外散，则脉见浮缓，太阳中风发热有汗者，脉必浮缓，其明证也；阴寒内据，则脉见沉紧，厥阴下利，脉沉弦为下重，其明证也。是故下利一证以出阳为顺，以入阴为逆。微热而渴者，水湿下尽，而阳明之气，当复也；微热汗出者，里水外泄而太阳之气，当复也。故皆令自愈。而沉紧有力，不见缓弱之脉，则为未解。缓字旧讹作数，陈修园不知此证为寒尽回阳，望文生训，反以为热利。夫热利为白头翁汤证，岂不药自愈之证耶？

下利，脉数而渴者，今自愈；设不差，必圊脓血，以有热故也。

人体之强弱，视血热之存亡为进退；血热之存亡不可知，要当验之于脉。下利见阴脉则难愈，见阳脉则易愈，其大较也。是故下利脉沉弦，则病下重，由血热为水气所压，相抗于下部也，此为初病者言之也；病者脉微而厥，则为下利清谷，由血中温度消亡，而水气独胜也，此为病甚者言也。按：其外证，为恶寒，为肢冷；其里证，为不渴饮，小便色白，莫不以阳气退为病进。至如下利脉数，则血热渐高；加之以渴，则水气渐减，此即死阴尽去，生阳来复之佳兆，固当不药自愈。问亦有不即差者，则一变而圊脓血，此为阳回太暴，然究非死证，白头翁汤、桃核承气汤，俱可随证酌用。要不当泥于始病之阴寒，而漫用桃花汤也。

下利脉反弦，发热身汗者愈。

下利一证，其脉始于沉弦，由沉弦而沉迟，由沉迟而沉微，其人固已垂死矣。若迟微之脉，一变而为浮弦，则太阳寒水之气，已受血热蒸化将从皮毛外泄。仲师所谓反弦者，反之言转，弦之言紧，谓沉微之脉，一转而成太阳浮紧之脉也。由浮紧而发热，由发热而汗出则内陷之寒湿，已从太阳外解病有不愈者乎？

下利气者，当利其小便。

下利一证，决无小便，此尽人之所知也。但仲师所谓下利气者，当利其小便究竟何因，其与后文气利用诃黎勒散止涩者，究竟是一是二，此不可以不辨也。盖本节所谓下利气者，为方在下利，肛门辟辟作声，一似转矢气者，气与腹中殊不相接。此利实关下焦（太阳篇：理中者，理中焦，此利在下焦，可与赤石脂禹余粮汤；

不差，当利其小便，即此证）。下焦，阳气不通，水道闭塞，气乃并注于肛门。于五苓散中重桂枝以达阳，合四苓以泄水，但令水泄于前，即气还其故，而利自愈矣。若夫气利用止涩之诃黎散者，实因久利而气虚下陷，意与近人治晨泄用四神丸，略同。予昔寓白克路，治乡人陶姓曾用之，所用为诃子壳，取其味涩能止，彼以药末味涩，不能下咽，和入粥中强吞之，日进一服，三日而止。与当利小便之证，病原固自不同也。

下利，寸脉反浮数，尺中自涩者，必圊脓血。

下利一证，其脉多见沉迟，而不应反见浮数，为其寒湿下陷也。若见浮数，即为寒尽阳回，而利将自止，但不应独见于寸口，而尺中自涩。涩者，凝定不流之象。盖胞中血海，凝涩不通，气机不达于冲任，是为瘀血，此证必见腹痛下连少腹。热在上，瘀在下，故必圊脓血也。此证不必治，脓血尽，下利自止，当从"呕痈脓者，痈脓尽，自愈"之例，说解详《伤寒论》厥阴篇。（如病者必欲服药，略用丹皮桃仁地鳖虫等味均可。）

下利清谷，不可攻其表，汗出必胀满。

下利清谷，为太阳寒水不能作汗，下并太阴寒湿，冲激肠胃之证。太阳为寒水之腑，少阴为寒水之脏，故在《伤寒论》中，太阳少阴二篇并见之，皆为四逆汤证。此证表热里寒，本太阳证而内陷太阴，故有不可攻表之戒。按：胀满原属太阴寒证，下利清谷，中阳垂绝，若更误汗，致一线：微阳外散，阴寒乃独据中宫，譬之一瓮寒水，冬令坚冰，势将暴裂。设遇此变，惟大剂生附子以回阳，或当挽救一二，慎勿误认肝郁也。（近代医家多有此失）

下利，脉沉而迟，其人面少赤，身有微热，必郁冒汗出而解。下利清谷者，其人必微厥，所以然者，虚故也。

下利一证，原属寒湿下陷，而血热不能上抗，脉之所以沉迟也。若其面戴阳，而身有微热，即可知血分热度渐高，为寒尽阳回之渐。阳热内蕴，乃见郁冒。郁者，身热而汗不遽泄，冒者，气上冲而欲呕之象也。此时心中极为懊恼，逮肺与皮毛中含之水气，为阳热蒸逼，乃濈然汗出而愈矣。若夫下利清谷一证，其人必脉微肢厥，肠胃中阳气垂绝，所谓下虚者，久利而虚寒也，此为四逆汤证，学者不可不知。

下利后，脉绝，手足厥冷，晬时脉还，手足温者生，脉不还者死。

心主脉，下利脉绝，则心房血寒；脾主四肢，下利手足厥冷，则脾阳已绝。欲强心房，莫如生附子；欲温脾阳，莫如干姜甘草，则四逆汤其主方也。假令服汤后一周时，心房得温而脉还，脾阳得温而手足热，则其病可以不死。盖此证不惟手足厥冷，而肢体常有冷汗，粘腻如膏油，所下之物，白如猪膏，又似冬月之肉冻，病者自觉脑中轰轰有声，久则魂飞帐顶，身摇摇如坠万丈之深潭，背有所著，则忽然惊觉，日数次，直待阳回之后，膏汗始敛，神魂始定，盖去死不远矣，予十五岁时，侍先严秉生公疾亲见之。盖始服高康泉芩连汤而加剧，继服陈子雍外祖芩芍汤，而病益不支，厥后，延赵云泉先生，方用制附子五钱、吴萸三钱、干姜四钱、炙甘草三钱、五味子三钱、公丁香三钱、吉林参三钱，二剂后，手足始温，若服药后脉绝不还，则一身精血俱寒，虽有卢扁，无能为役矣。敬告同人，倪涵初疟利三方，慎毋轻用而杀人也。

下利后，腹胀满，身体疼痛者，先温其里，乃攻其表。温里宜四逆汤，攻表宜麻黄汤。

下利而腹胀满，为太阴寒湿内据，前于不可攻表条下，已详言之。身体疼痛，则由太阳寒水，为表寒所郁，不能化汗液而出皮毛。先温其里，后救其表，此为伤寒通例。温里固宜四逆，救表实用麻黄，《伤寒论》中太阳厥阴二条，与本条并讹桂枝，不可盲从。

下利，三部脉皆平，按之心下坚者，急下之，宜大承气汤。

今之论治者，遇脉证不符之证，或从证不从脉，或从脉不从证，此意实本仲师。即如本节下利三部脉皆平，而无滑大坚实之象，但不在急下之例，然按之而心下坚，心下当胃之上口，今按之而坚，胃中必有宿食梗塞，致上下之气不通，设在上之梗塞一日不去，则下利一日不止，此其所以法在急下，而不当从脉者也。

下利，脉迟而滑者，实也，利未欲止，急下之，宜大承气汤。

下利脉迟，为寒湿在里，血分不敌水分之证。盖胃为生血之原，胃所以能生血者，实关于胃底消食之胆汁。胆火盛而纳谷多，则富其生血之原而脉数；胆火虚而纳谷少，生血之原不足，故脉迟。按伤寒阳明篇云"脉迟，食难用饱，饱则微烦，头眩，必小便难，此欲作谷疸，虽下之，腹满如故，所以然者，脉迟故也"，此寒湿阻于太阴，不当攻下之明证也。又云"阳明病，脉迟，虽汗出不恶寒，其身必重，短气，腹满而喘，有潮热者，此外已解，可攻里也；若汗多微发热恶寒者，外未解也，其热不潮，未可与承气汤"，此太阴阳明同病，湿留肌腠，表气不达，不当攻下之明证也。若脉迟而兼滑，则为内实，阳明篇又云"谵语发潮热，脉滑而疾者，小承气汤主之"，此即脉滑当下之例。盖病者内脏有所停蓄，则其脉滑，是故上膈有湿痰者滑，妇人妊娠者滑，肠胃宿食不去则亦滑。按：此证必兼腹痛，故必通肠胃窒塞，然后痛定利止，此所以当急下也。

下利，脉反滑者，当有所去，下乃愈，宜大承气汤。

下利之脉多沉迟，为其寒湿下陷也。若沉迟之脉，转为滑疾，则阴脉转阳，其病必腹痛拒按。"反"之言转也，谓脉之本不如是也。病固有前一日甫用附子理中汤，后一日即当用大承气汤者，予昔年治江阴街肉店范姓男子亲见之。盖湿以下利而日消，寒以温药而顿尽，胃中宿食，不能与之俱去，故前此之缓痛喜按者，一变而为急痛拒按，则舍大承气汤外，岂复有愈疾之方治乎？

下利已瘥，至其年月日时复发者，以病不尽故也，当下之，宜大承气汤。（大承气汤见《伤寒论》阴阳明篇，又见"痉病"。）

血热盛壮之人，遇天气酷蒸，往往以多汗而胃中化燥，始则大便不行，继则口燥饮冷。夏令伏阴之体，饮冷太暴或且转为下利，究之利者自利，胃中燥实，依然不去，故仍宜用大承气汤以下之。予子湘人辛未六月在红十字会治一山东人亲见之，一剂后，不再来诊，盖已瘥矣，壬申六月，复见此人来诊，诊其脉，洪大而滑疾，已疏大承气汤方治矣，其人曰："去岁之病，承先生用大黄而愈。"湘人告以亦用大黄，其人欣然持方去，不复来，盖又瘥矣。又江阴街烟纸店主严姓男子，每年七月上旬，大便闭而腹痛，予每用调胃承气汤，无不应手奏效，殆亦血热太高，暑汗经其排泄，胃中易于化燥。可见此证不忌冷饮，则湿流太阴部分而兼下利；不敢饮冷，则但病大实满痛，要之为承气汤证。若仲师所云"下利已瘥，至其年月日复发为病不尽"，世岂有病根不拔，能安然眠食，待来岁今日而复发者乎？故知病不尽为仲师失辞，不可为训。

下利谵语者，有燥屎也，小承气汤主之。（小承气汤方，大黄四两、枳实三枚、厚朴三两炙，上三味，以水四升，煮取一升二合，去渣，分温二服，得利则止。）

大便燥结之证，当有谵语，为肠胃浊热上蒙脑气，心神为之恍惚也。若夫下利一证，正复不当谵语，仲师主以小承气汤，而决其有燥屎。按：此即世俗所谓热结旁流，张隐庵注《伤寒论》，以此证为必无，特未观其通耳。说解详《伤寒论》厥阴篇，不赘。

下利便脓血者，桃花汤主之。[桃花汤方，赤石脂一斤（一半全用、一半研末）、干姜二两、粳米一升，上三味，以水七升，煮米熟，去滓，温服七合，纳赤石脂末方寸匕，日三服。若一服愈，余勿服。]

下利便脓血，为少阴寒湿沉浸，血络腐败之证。陈修园以为由寒郁转为湿热，因而动血，此真大误。水分多于血分，不及注肾膀为溺，乃溢入回肠而下利；水寒血凝，若冻瘃然，冻瘃既溃，即有脓血。下利便脓血者，正复如是，非温化其寒而填止其湿，不惟下利不止，脓血又将加剧。此固寒水凝瘀血络，积久溃败之证，非寒郁转为湿热然后动血也。盖寒湿下注为第一病因，故桃花汤方治，以止涩之赤石脂为君；由寒湿浸灌，致内脏血络腐败为第二病因，故干姜次之；由下利而脾精耗损，为第三病因，故粳米又次之。假令当小便不利腹痛之时，早用四逆理中，或不至下利而便脓血也。余详《伤寒论》少阴篇，不赘。

热利下重者，白头翁汤主之。（白头翁汤方，白头翁二两，黄连、黄柏、秦皮各三两，上四味，以水七升，煮取三升，滓去，温服一升，不愈更服。）

热利之别于寒利者，热利之证，臭秽逼人，往往不可向迩，而寒证无之；热利之证，身热而气粗，面垢而色浮，而寒证无之；热利有滑大动数之脉，而寒证无之。兼此数者，乃能如航海南针，不迷所向。究其所以下重者，则以湿热并居，阻塞气分，秽物不得宣泄也。白头翁方治，用白头翁、秦皮，以清凉破血分之热，黄连、黄柏，以苦燥而兼凉性者，除下焦之湿，于是湿热并去，气无所阻而利自止矣。所以不用气分药者，湿热去而气自通也，若后人所用香连丸，即治此证，而识解已落后一层矣。（按：此与前一条对文，使人知寒热之辨。）

下利后更烦，按之心下软者，为虚烦也，栀子豉汤主之。[栀子豉汤方，栀子十四枚（擘）、香豉四合（绵裹），上二味，以水四升，先煮栀子，得二升半，纳豉，煮取一升半，去滓，分二服，温进一服，得吐则愈。按：方后末八字宜从张氏删之。]

心下当胃之上口，胃中燥热，则薰灼心下而烦。固自有阳明燥证，虽经下后，心中懊侬而烦者，则下利后之更烦，安知非胃中有燥屎宜大承气汤之证？但有燥屎者，心下必硬，今按之而软，可见烦为虚烦。盖下利后津液消耗，阴不抱阳，由是在表则浮阳不收，在里则余热不去，郁结而生虚烦，甚有反覆颠倒胸中窒塞及心中热痛者，然究为病后余邪，故但用豆豉以发表汗，生山栀以降里热，而虚烦可解，所谓在表者散而去之，在高者引而下之也。（栀子生用，下走大肠，伤寒太阳篇"病人旧微溏者不可与之"，其明证也。）

下利清谷，里寒外热，脉微欲绝，汗出而厥，通脉四逆汤主之。[通脉四逆汤方，附子一枚（生用）、干姜三两（强人可四两）、甘草二两（炙），上三味，以水三升，煮取一升二合，去滓分温再服。]

下利清谷，为完谷不化，胃中阳气消亡之证也。胃底消食之胆汁，日见薄弱，不能消入胃之水饮，乃挟未化之谷食，直下小肠大肠，是为里寒；寒据中宫，逼真阳外浮，是病外热。外热则汗出，里寒则手足厥逆。以病情论，里寒为真，外热为假。里寒外热下。原脱"脉微欲绝"四字，说详《伤寒发微》中。盖阳亡于外，而脉微欲绝，故方治为通脉四逆汤，用生附子一枚以强心房，而脉之伏者起，以心主脉故也；干姜四两、炙甘草三两以助脾阳，而手足之厥逆者温，以脾主四肢故也。里寒外热，真阳外浮，外内不通，故加葱九茎以通之；

寒凝血瘀，腹中必痛，故加芍药以疏之。此仲师用通脉四逆之大旨也。

下利肺痛，紫参汤主之。

紫参汤方

紫参半斤　甘草三两

上二味，以水五升，先煮紫参，取二升，内甘草，煮取一升半，分温三服。

下利一证，未闻有肺痛者，且肺痛当是何病？所痛之处，究系何部分？究竟是寒是热？历来注家，绝无分晓，此所当研核者也。按：《内经》云"一阳为病，善咳善泄"，盖少阳之火，下注则为泄利，上注于肺则为咳，燥火上迫，肺有所壅，乃至咳而肺痛，则此证为热而非寒也。然则痛在何部分，曰其痛当在胸中。予尝见病肺痛之人，胸中常隐隐作痛，此即痛在胸中之明证。考本书肺痛方治为桔梗甘草汤，盖桔梗以泄壅，甘草以除毒，而肺痛可止。陈修园疑紫参为桔梗之误，理或然也。

气利，诃黎勒散主之。

诃黎勒散方

诃黎勒十枚煨

上一味，为散，粥饮和，顿服。

说解详上"下利气者"节，兹不赘。诃黎勒今名诃子，味涩而苦，煨不透则研不细，入咽梗塞，前于同乡陶姓亲验之。

疮痈肠痈浸淫病脉证并治第十八

诸浮数脉，应当发热，而反洒淅恶寒，若有痛处，当发其痈。

凡外证初起，必先恶寒，此其大较也。盖痈之所由成，血络闭于寒湿，而营气不通，营郁生热，脉乃浮数，血以凝涩而内停，则阳气不能独行于表分，此所以当发热而反洒淅恶寒也。遇此脉证，虽形似伤寒，而实为痈疽，始则恶寒，继则发热，寒热日作，若疟发然。三数日后，瘀血蕴蒸化热，始知痛处，此与将溃之冻瘃，正复相似。无论在何部分，皆当以药发之。大约人体外证之属寒者，除流注外，发背脑疽，最为重大。惟世传阳和汤一方，与仲师当发其痈之旨最合，若误投寒凉败毒之品，十不活一，所以然者，为血络凝于寒湿，非疔毒流火属于阳证者也。

附：阳和汤方

麻黄三钱，去根节，炮姜三钱，熟地黄一两，鹿角胶三钱，肉桂一钱，寒重加附子。

师曰：诸痈肿，欲知有脓无脓，以手掩肿上，热者为有脓，不热者为无脓。

痈毒初起，以肿大见红色为顺，而皮色不变，平塌不起者为逆。大率由寒而热，由热而肿，由肿而痛，痛剧则瘀血蒸化为脓，痛减则脓已成，身亦渐凉，抉而去之，疮口掩以拔毒生肌药，其证立愈，此因痛减而知有脓之说也。仲师验脓之法，则以肿处热不热为验，此又以热而知有脓之说也。予按：痈疽大证，必有极大之脓头，坚硬不化，疮上极热灼手处，即为脓头所在，以刀抉之，百不失一。仲师之言，则固信而有征也。

复有体虚未易肿大者，或妇人病在下体，未便开刀者，仙方活命饮，成效卓著，当附存之。

附：仙方活命饮方

乳香、没药各二钱，炙甲片五钱，皂角刺三钱，防风一钱，大贝四钱，生草二钱，归尾二钱，生黄芪三钱，赤芍四钱，银花三钱，排脓加白芷，上药，水煎服，即日止痛，脓成自溃，未成即消。

肠痈之为病，其身甲错，腹皮急，如肿状，按之软（此下与后条错简，今校正），时时发热，热汗出，反恶寒，其脉迟紧者，脓未成，可下之，大黄牡丹汤主之。脉洪数者，脓已成，不可下也。（三句旧误在上，今校正。）

大黄牡丹汤方

大黄四两 牡丹一两 桃仁五十个 冬瓜仁半升 芒硝三合

上五味，以水六升煮取一升，去滓，纳芒硝，顿服之。有脓当下，如无脓当下血。

肠痈一证，由于血凝气滞，阴络内阻，营气干涩，不能外润肤表，则肌肤为之甲错，甲错者，血枯之象也。在里之气血不通，乃成内痈。此证始以水寒而血凝，继以血凝而腐烂，若冻瘃然，日久化热，即成溃疡矣。血阻于内，气膨于外，故腹皮之急如鼓，但有气而无水，故按之软。时发热自汗出复恶寒者，肺与大肠为表里，皮毛为肺所主，肠内病痈，邪热外薄皮毛，故时发热；热胜而皮毛开，故自汗；汗后毛孔不闭，风乘其虚故复恶寒。脉迟而紧，则里热未盛，毒血尚凝聚未散，不难一下而尽，所谓曲突徙薪也。以其大肠壅阻也，用大黄、芒硝以通之；以其身甲错，知其内有干血也，用桃仁、丹皮以攻之；以发热自汗复恶寒，知大肠移热于肺，肺主之皮毛，张于标热而不收也，用泻肺除热之冬瓜仁以清之。此大黄牡丹汤之义也。若夫里热既盛，脓成血溃，至于两脉洪数，则非一下所能尽，仲师不曰"脓已成，赤豆当归散主之乎"（见"百合狐惑篇"中）。究其所以不可下者，譬之流寇，溃散则难为攻，不如方聚之易为歼也。尝记癸丑十一月，若华之母病此，腰腹俱肿，有时发热自汗，有时不甚发热，痛不可忍，按之稍定，于冬至前二日，用大黄五钱、丹皮一两、桃仁五十粒、冬瓜子八十粒、芒硝三钱，服后腹中大痛，午后下血半净桶，而腹平痛止，不啻平人矣。辛未四月，强鸿培嗣子福全病此，既就宝隆医院矣，西医指为盲肠炎，并言三日后大开刀，福全不解，私问看护，以破腹告，福全惧，弃其衣物而遁。翌日，抵予小西门寓所，以腹中剧痛求诊，按其脉紧而数，发热有汗，但不恶寒，予即疏方与之，明日复诊，盖下经三次而腹痛止矣。又壬申年，治大自鸣钟慎大衣庄裘姓少年亦如之。癸酉年治陆姓少女腹右旁痛，经四月，身体瘦弱，西医不敢开刀，由同乡高长佑推荐，予以此方减轻授之，当夕下泥黑粪，痛未止，稍稍加重，遂大下黑粪，如河泥，其痛乃定，调理一月，方能出险，盖亦危矣，乙亥八月，四明史惠甫病此，已由姜佐景用前方下过，未能拔除病根，予用生大黄五钱、冬瓜仁一两、桃仁八十粒、丹皮一两、芒硝三钱，外加当归、赤豆，二诊加赤芍五钱、败酱草五钱，所下黑粪，并如污泥状，病乃出险，并附记之。

肿痛者，少腹肿痞，按之即痛，如淋，小便自调，腹无积聚，身无热，脉数，此为内有痈脓（"内"字上旧有"肠"字，误），薏苡附子败酱散主之（腹无积聚下，旧讹在上节，今校正）。

薏苡附子败酱散方

薏苡仁十分　附子二分　败酱五分

上三味，杵为散，取方寸匕，以水二升，煎减半，顿服，小便当下。

肿见于外，谓之肿痛，不类病在大肠，气膨腹皮，但见肿状也。按此节所列病状，曰少腹肿痞，按之即痛，如淋，小便自调，显系少腹疽。伤寒太阳篇："少腹硬满，小便自利者，下血乃愈。"又云："少腹硬，小便不利者，为无血也；小便自利，其人如狂者，血证谛也。"此可见病在血分者，水分必无阻碍。今少腹肿痞，按之即痛如淋，小便自调，与少腹硬而小便自利，有何差别？病当在胞中血海，岂得更谓之肠痈？且以证情论，小便自调下，当与上节腹无积聚连属，为薏苡附子败酱散证。观于方治后"小便当下"字，便可决为少腹肿痞证方治，断非其身甲错之方治矣。肿痞在少腹，上不及脐，故知腹无积聚；病根即在少腹，不似标阳内陷，故身无热；但据少腹肿痞按之即痛如淋之病状，加之以脉数，便可知血已成脓。然则肠内有痈脓，实为内有痈脓之误。要知证虽化热，病原实起于肾寒，血海遇寒而凝，凝则痛，久而化热，血之凝者腐矣。故方治十倍利湿开壅之薏苡，而破血排脓之败酱草半之，略用生附子以解凝而止痛，数不及败酱之半，然后少腹之脓，乃得从小便中出，予直决其为少腹疽。王鸿绪以为患在少腹之内为小肠疽，陈修园又以为小肠痈，俱谬误。不然，少腹承下焦水道，由肾脏出，与小肠之下，自接大肠者，何尝有丝毫干涉耶？尝记辛未正月，予子妇之妹嫁江阴北门外程姓者病此，昼夜剧痛，不能安睡，小便时，时出粘腻白物，有时微带红色，所出不过一滴，出之先痛，不可忍，赴医院求诊，西医饮以药水，七日不减，其夫以病状来告，予用重剂仙方活命饮加当归四两，向杂粮肆买赤豆一升先煎，后入他药，阴以茶铫携入医院，伪言开水，服之，半小时即能安睡，明日，用原方，二剂肿消，月余生一子。盖此证多出妊娠之妇，谅由气血凝聚化热，伤及血海昕致，学者幸致意焉。

问曰：寸口脉浮微而涩，法当亡血若汗出。设不汗出者云何？曰：若身有疮，被刀斧所伤，亡血故也。

人之一身，皮毛之内，尽含水分，水分所以能化气外泄者，全恃周身之血热。血热之盈亏不可知，以寸口脉为之验。脉微而涩，是为阴虚，阴虚之人，或吐血，或盗汗，是为虚劳本证。今见此极虚之脉，既不吐血，又无盗汗，病既不属虚劳，则其人必有夙疾，或身有疮疡，而脓血之抉去者过多，或向受刀创，而鲜血之流溢者加剧。虽境过情迁，而营气既衰，断不能复充脉道。盖脉之虚，正不系乎新病也。

病金疮，王不留行散主之。

王不留行散方

王不留行十分，八月八日采　蒴藋细叶十分，七月七日采　桑东南根白皮十分，三月三日采　甘草十八分　黄芩二分　川椒三分　厚朴二分　于姜二分　芍药二分

上九味，前三味，烧灰存性，各别杵筛，合为散，服方寸匕。小疮即粉之，大疮但服之，产后亦可服。

此方有桑皮之润，厚朴之燥，黄芩之寒，椒姜之

热。大致金创流血，创口干燥增痛，故宜润；血去既多，湿寒停阻脾阳，故宜燥；血虚则生内热，故宜凉；血分热度，以亡血而低，中阳失运，故宜温；而终以通利血脉止金创血为要，故以王不留行、蒴藋细叶为方中主药，而芍药佐之，又复倍用甘草以和诸药，使得通行表里，此王不留行散之大旨也。

排脓散方

枳实十六枚　芍药六分　桔梗二分

上三味，杵为散，取鸡子黄一枚，以药散与鸡黄相等，饮和服之，日一服。

予按此方之上，脱去病证，以方治重用枳实，当为胃痈。

排脓汤方

甘草二两　桔梗三两　生姜一两　大枣十枚

上四味，以水三升，煮取一升，服五合，日再服。

按：此为肺痈方治，故与桔梗汤同。

浸淫疮，从口起流向四肢者可治，从四肢流来入口者不可治。浸淫疮，黄连粉主之（方缺）。

浸淫疮为脂水流溢之通称，说详"脏腑经络篇"。黄连苦寒，能清大毒，许半龙治治疗毒重用之，往往取效，而其性尤燥，能去湿热，湿热既去，疮中脂水，乃不至蔓延流溢也。然则黄连粉方虽缺，其意则大可知也。

趺蹶手指臂肿转筋阴狐疝蛔虫病脉证治第十九

师曰：病趺蹶，其人但能前不能却，刺腨入二寸，此太阳经伤也。

此湿从下受之证也。趺蹶为足背经脉转戾，其人能前不能却。要为寒湿伤筋之证，昔大禹因治水，久居湿地病湿，至于两足不相过，后世巫者效之，谓之禹步，可为明证。仲师所云刺腨二寸，断为太阳经伤者，盖太阳之经入腘中，贯腨内，出外踝之后，至小指外侧，寒湿伤其经脉，血瘀不通，故强直而不能却，刺腨二寸，正所以泻其瘀也，惟近世内科，能用针者少。予尝患右臂酸痛，自肩至于尺泽，长女昭华用毛姜四两、川乌三两、草乌五两、红花二两、良姜一两，每夜浓煎薰洗，月余竞愈，则寒湿伤经，似亦不妨用之也。

病人常以手指臂肿动，此人身体瞤瞤者，藜芦甘草汤主之。（方缺）

《内经》云"风胜则动，湿胜则肿"。仲师言手指臂肿动，身体瞤瞤，此可知为风湿痰涎，走窜指臂，延及周身之证。与风痛证略同，特风痛无此表证耳。按子和《儒门事亲》云：一妇病风痛，其始一二年一发，后即日发，甚至一日数发，求死不得，值凶岁，采野草充粮，见草若葱状，采蒸饱食，胸膈间胀闷，顷之，涌吐胶痰，数日，约一二斗，甚昏困，后遂轻健如平人，以所食葱访人，即藜芦也。盖风痰内壅，积久旁窜，积者为本，窜者为标，用藜芦者，涌吐而抉其壅也，所以用甘草者，恐藜芦苦寒败胃，甘味以调之也。近闻痫证有日服控涎丹一钱，久而自愈者，亦所以去痰涎也。

转筋之为病，其人臂脚直，脉上下行，微弦。转筋入腹者，鸡矢白散主之。

鸡矢白散方

鸡矢白，为末，取方寸匕，以水六合和温服。

转筋入腹之病，予未之见，原其病情，则与痉证之宜大承气汤者略同。痉证云"痉脉，按之紧如弦，直上下行"，与此证脉上下行微弦何异？痉证云"脚挛急"，与此证臂脚直又何异？痉证燥热，阻液垂绝，故急下以救之，所以除里热也；此证用下气破积通利大小便之鸡矢白散，亦所以除里热也。所以然者，里热不除，则筋脉受灼而不得柔和，故必通其大肠，使阳明燥气内熄，而筋脉乃和。考《葛仙方》"中风头足往后扯动，弯曲不伸，其形如弓，用鸡矢白三钱，酒五杯，用竹箸搅千遍，日服二次"。予按此即痉病之卧不着席证，痉病自中风传来，易于化燥，内脏燥而筋脉受灼，以致全身强急，故借《内经》治臌胀之鸡矢醴以下之，盖亦《金匮》

用大承气汤之义也。然则转筋用鸡矢白散，亦何独不然乎？

阴狐疝气者，偏有小大，时时上下，蜘蛛散主之。

蜘蛛散方

蜘蛛十四枚熬 桂枝半两

上二味，为散，取八分一匕，饮和服，日再服，蜜丸亦可。

此寒邪并少阳湿热并注睾丸之证也。湿热偏注，睾丸一胀一否，则偏有小大；发时胀而偏坠，不发则如平人，故时时上下。以其病在下体，与蚀下为狐同例，故谓之阴狐疝。蜘蛛破瘀消肿，昼隐夜出，为阴类之虫，取其下入阴部；桂枝通阳宣郁，能达肝胆沦陷之气，破瘀则寒湿不凝，通阳则郁热外散，而偏坠可愈矣。予昔在同仁辅元堂改散为煎，治愈二人，用桂枝三钱，蜘蛛一枚炙存性，一人二剂愈，一人一剂愈，章次公王慎轩皆亲见之，今则相隔久远，并病者姓与居址而忘之矣。乙亥重九日，有倪姓来诊，其证时发时止，今以遇寒而发，偏坠微痛，夜有寒热，睡醒汗出，两脉迟滑，方用大蜘蛛一枚，炙过，川桂枝四钱，一剂即愈，此为前病肠痈之史惠甫介绍，并附记之。

问曰：病腹痛有虫，其脉何以别之？师曰：腹中痛，其脉当沉若弦，反洪大，故有蛔虫。

此从脉象之异，决其为有虫之痛也。凡腹痛，脉沉为寒湿下陷，直四逆汤证耳；脉弦为肝邪乘脾，直小建中汤证耳；若不沉不弦而腹痛，则既非寒湿内停，又非肝胆郁陷，故可决为虫痛。然洪大二字，亦为仲师失词。脉不足据，当以病状参验之，不然，岂大实满痛之阳明证，其脉独不洪大耶？

蛔虫之为病，令人吐涎，心痛，发作有时，毒药不止者，甘草粉蜜汤主之。

甘草粉蜜汤方

甘草二两　白粉二两即铅粉　白蜜四两

上三味，以水三升，先煮甘草取二升，去滓，内粉蜜，搅令和，煮如薄粥，温服一升，差即止。

蛔虫之为病，常起于脾脏寒湿，由寒湿积为水痰，少阳之气不达于三焦，水痰感少阳生气，乃生蛔虫。蛔托生于痰涎，故其腹多涎，蛔饥吐涎，胃不能容，随即倾吐而出，此所以令人吐涎也；心痛者，心下窜痛，蛔上入膈故痛，非真心痛也；蛔安静则如平人，窜动则痛欲死，故发作有时，此蛔病之大概也。然竟有毒药不能奏效者，则以病者曾用杀虫猛药，剂量太少，蛔虫醉而不死，后遂狡避不食也。故不能猛攻，莫如诱劫，不得已而用甘草粉蜜，使虫贪蜜之甘，而不知铅粉之毒，此亦，陈人畏宋万多力，使妇人饮之酒醉，而执之之计也。用甘草者，欲病人不受铅粉之毒。先母侍婢曾患此，始病吐蛔，一二日后，暴厥若死，治以乌梅丸，入口即吐，予用甘草五钱，先煎去滓，以铅粉二钱白蜜一两调饮之，半日许，下蛔虫如拇指大者九条，其病乃愈。然时医辄非笑之。夏虫不可语冰，直其然乎？

蛔厥者，其人当吐蛔。今病者静而复时烦，此为脏寒，蛔上入膈，故烦，须臾复止，得食而呕，又烦者，蛔闻食臭出，其人当自吐蛔，蛔厥者，乌梅丸主之。（乌梅丸方，乌梅三百个，细辛六两，干姜十两，黄连一斤，当归、川椒各四两，附子、桂枝、人参、黄柏各六两，上十味，异捣筛，合治之，以苦酒渍乌梅，一宿去核，蒸之五升米上，饭熟，捣成泥，和药令相得，内臼中，与蜜杵二千下，丸如梧子大，先食饮服十丸，日三服，稍增至二十丸，禁生冷滑臭等食。）

蛔厥非手足逆冷，乃心下暴痛，病者目珠上出，瞑然若死之谓。问亦有痛极而手足冷者，要其立名之义，正不在此也。按此证丸药不效，不妨改丸为汤。曾记无锡强福全未病肠痈时，先病腹痛，痛无定时，忽作忽止，知为虫，已服丸半斤矣，痛如故，后即改丸为汤，二剂而差。说解详《伤寒论》，兹不赘。

妇人妊娠病脉证并治第二十

师曰：妇人得平脉，阴脉小弱，其人渴，不能食，无寒热，名妊娠，桂枝汤主之。于法六十日当有此证，设有医治逆者，却一月加吐下，则绝之。

妊娠之脉，关后有余，尺部跳动，右甚为女，左甚为男，此历试不爽者也。今师云："妇人得平脉，阴脉小弱"，何乃适得其反？盖妊娠停经之初，本无他病，故脉如平人；血凝子宫，胎气尚微，故阴脉小弱，非如四五月后，胎气壮盛之比；月事既停，统血之脾脏顿滞，脾精之上输者少，故渴；脾阳失运，消谷之力微，故不能食。更有湿痰停阻胸中时欲呕者，俗称"恶阻"，仲师不言者，盖已统于不能食中，非脱漏也。凡见此证，脉平而表无寒热，即可断为妊娠，主以桂枝汤者，所以助脾阳而疏胸中水气也（方解详《伤寒发微·太阳篇》）。所以六十日方见此证者，为始停经时，中气尚疏，上中二焦，未有所觉也。此证不当治渴及呕，治之为逆。设治渴而误用清燥滋阴之品，胃中必寒；设治不能食而误投下药，脾湿又将下陷。治不得法，后一月必加吐下，中气败也，绝其药，并斥其医，庶几勿药有喜乎？

妇人宿有症病，经水断，未及三月，而得漏下不止，胎动在脐上者，此为症痼害。妊娠六月动者，前三月经水利时，胎也；下血者后断三月，衃也。所以不止者，其症不去故也，当下其症，桂枝茯苓丸主之。

桂枝茯苓丸方

桂枝、茯苓、丹皮、桃仁去皮尖熬、芍药各等分

上五味，末之，炼蜜丸，如兔屎大，每日食前服一丸。不知，加至三丸。

欲安良民，必除盗贼；欲养良苗，必除莠稗，此尽人之所知也。然则欲孕妇之安胎，不去其宿疾可乎？设宿症不去，或经断未及三月，即有漏下之变，所以然者，养胎之血，不能凝聚子宫，反为宿症所阻，从旁溢出，胎失所养，则动在脐上，其实胎元无损，症痼害之也。然亦有三月后而胎动下血者，其证亦为症，仲师言六月动者，赅四月至六月言之耳。前三月经水通调，忽然中止，当可决其为胎；若经断三月之后，忽然下血，其为衃血横梗，不能融洽何疑，新血与衃血不和，因有渗漏之隙。不下其症，胎必因失养而不安，仲师设立桂枝茯苓丸，以缓而下之。盖症之所由成，起于寒湿，故用桂枝以通阳，茯苓以泄湿，丹皮桃仁赤芍，则攻瘀而疏达之，固未可以虚寒漏下之治治也。间亦有寒湿固瘕之证，阻隔腹中，不下血而胎元不足者。曾记丁卯新秋，无锡华宗海之母，经停十月，而腹不甚大，始由丁医用疏气行血药，即不觉胀满，饮食如常人。经西医考

验，则谓腹中有胎，为腐败之物压住，不得长大，欲攻而去之，势必伤胎。宗海邀予赴锡诊之，脉涩不滑，不类妊娠，当晚，与丁医商进桃核承气汤，晨起，下白物如胶痰，更进抵当汤，下白物更多，胀满悉除，而腹忽大，月余，生一女，母子俱安。孙子云：置之死地而后生。亶其然乎？

妇人怀妊六七月，脉弦，发热，其胎愈胀，腹痛恶寒，少腹如扇（平声）。所以然者，子脏开故也，当以附子汤温其脏。（方见伤寒）

怀妊六七月，胎已长成，血凝于下，热度不高，太阳寒水，化气者少；脾脏乃气虚生湿。寒湿内壅，故胎胀；流入足太阴部分，故腹痛；脾阳不能外达，故发热而恶寒。弦脉为寒，为水湿凝固，此《伤寒》《金匮》之通例，以为肝病者谬也，间有肝邪乘脾脉弦腹痛者，要由脾虚湿胜，肝胆郁陷之气暴乘其虚，故先用小建中汤以实脾。凡脉见弦急，俱为水胜血寒。胎气张于内，少腹膨急而子脏开，风寒袭之，故少腹如扇。如扇云者，谓逐阵冷气相逼也。附子汤方，用附子以温肾，肾下水道接膀胱，故温肾而少腹自暖，茯苓白术人参，以泄水而扶脾，湿邪去，则寒热止而胎胀平，芍药能调阴络阻滞，故治腹痛，《伤寒论》所谓"腹痛加芍药"也。

师曰：妇人有漏下者，有半产后因续下血不绝者，有妊娠下血者，假令妊娠腹中痛，为胞阻，胶艾汤主之。

胶艾汤方

干地黄六两　川芎、阿胶、甘草各二两　艾叶、当归各三两　芍药四两

上七味，以水五升，清酒三升，合煎，取三升，去滓，纳胶，令消尽，温服三升，日三服，不差更作。

妇人妊娠，有宿症不去，致经血妄行者，前既出桂枝茯苓丸方治矣。但经血妄行，不能一致，有下少数之血，相续不绝者；有因半产气虚不能摄血，续下不止者；有冲激大下者。设妊娠见此证，但腹中痛，脐上不见跳动者，即为内无宿症。宿症利用攻，无症则利用补。胞中之血，不得上行冲任二脉，阻塞下陷，故名胞阻，胶艾汤方，地黄阿胶以养血，川芎艾叶以升陷而温寒，炙草以扶统血之脾，归芍以行瘀而止痛，而下血腹痛愈矣。尝记丁巳年治潘姓漏下证，用仲师方治，改两为钱，服后腹中胀甚，二日而漏下止，二十日后生一男，今十七岁矣。

妇人怀孕，腹中疗痛，当归芍药散主之。

当归芍药散方

当归、芎䓖各三两　芍药一斤　茯苓、白术各四两　泽泻半斤

上六味，杵为散，取方寸匕，酒和，日二服。

妇人怀孕，全恃养胎之血，因怀孕之故，周身气

血，环转较迟，水湿不能随之运化，乃停阻下焦而延及腹部，此即腹中疞痛所由来。方用芎归芍以和血，并用茯苓泽泻白术以泄水而去湿，但令水湿去而血分调，疞痛自止。盖治病必伏其所主，宿食腹痛，则治以承气，得下则痛止；寒利腹痛，则治以四逆理中，寒去则痛止；肝乘脾腹痛，则治以小建中，脾安则痛止；蛔虫腹痛，则治以乌梅丸，虫下则痛止；皆不泛用止痛之药，当归芍药散之治孕妇疞痛，亦犹是耳。自世多不识病原之医，士乃有通治之套方，而古法浸荒矣。

妊娠呕吐不止，干姜人参半夏丸主之。

干姜人参半夏丸方

干姜、人参各一两　半夏二两

上三味，末之，以生姜汁糊为丸，梧子大，饮服十丸，日三服。

妊娠之妇，经血下停，上膈当然湿阻，故六十日后，当见干呕不能食之证。惟湿困脾阳，不妨竟用桂枝汤，但得脾阳略振，胃气自和。若夫湿积成水，停蓄心下，渗人于胃，胃中虚寒，遂有呕吐不止之变，法当去水温中，仲师因立干姜人参半夏丸方。但令心下之水，与胃中之寒并去，呕吐自定。但半夏一味，决宜生用，并不可浸去麻性，以半数之干姜掺杂，又加姜汗为丸，入口必然不麻，否则弃精华而用渣滓，以之泄水，恐无济也。

妊娠小便难，当归贝母苦参丸主之。

当归贝母苦参丸方

当归、贝母、苦参各四两

上三味，末之，炼蜜丸，如小豆大，饮服三丸，加至十丸。

小便难而上焦无热。则下焦水道不利，不由浮阳吸引可知；饮食如故，则心下又无水气。尝见妇人淋带多者，湿痰必少；一见湿痰上泛，淋带即少，则此证要由血虚生热，湿痰下注成淋，阻塞水道所致。贝母本去痰之品，亦主淋沥，此即湿痰与淋带，随发异名之确证。方用当归贝母苦参丸，当归补血，苦参泄热，此为妊娠大法，而主要则全在贝母一味，为其去淋沥之瘀塞而小便始通也。所以用丸不用汤者，则以湿浊粘滞。非一过之水所能排决也。

妊娠有水气，身重，小便不利，洒淅恶寒，起即头眩，葵子茯苓散主之。

葵子茯苓散方

葵子一升 茯苓三两

上二味，杵为散，饮服方寸匕，日二服，小便利则愈。

妊娠之妇，血凝气弱，入胃水饮，运化较难，故有水气留积心下，上泛而为呕吐者，亦有阻于膀胱，淋沥不清而小便难者。若夫水不化气，湿留肌肉，则病身重；三焦气阻，则小便不利；由肌及表，阳气不通，则洒淅恶寒；水气上乘，不凌心而犯头目，则心下不悸而起即头眩。葵子茯苓散，专以滑窍利水为主，其病当愈。葵子滑胎而不忌者，所谓有故无陨亦无陨也。

妇人妊娠，宜常服当归散。

当归散方

当归、黄芩、芍药、芎劳各一斤　白术半斤

上五味，杵为散，酒服方寸匕，日再服。妊娠常服即易产，胎无所苦。产后百病悉主之。

妊娠之妇，血凝而气聚，血凝则易生热，气聚则易生湿，湿热相抟，则病腹痛，当归散所以为常服之品也。归芍川芎以和血，黄芩以清热，白术以燥湿，但令湿热清而血脉和，其胎即安。后世医家有胎前宜凉之说，由此方用黄芩始也。

妊娠养胎，白术散主之。

白术散方

白术、川芎、蜀椒去汗、牡蛎各三分

上四味，杵为散，酒服一钱匕，日三服，夜一服。但苦痛加芍药，心下毒痛倍加川芎，心烦吐痛不能食饮加细辛一两，半夏大者二十枚。服之后，更以醋浆水服之。若呕，以醋浆水服之；复不解者，小麦汁服之。已后渴者，大麦粥服之。病虽愈，服之勿置。

人体有强弱，强者血分多于水分，而热度常高；弱者水分多于血分，而寒湿为胜。观当归散与白术散之异，知胎前宜凉之说，不可为训也。寒水太胜则血热被压，下陷而不能升。白术散方，白术以燥湿，牡蛎以泄水，川芎以升陷，蜀椒以散寒，但令寒水下泄，血温上升，其胎即安。况水盛血虚之人，养胎尤为不易，故仲师于当归散后，别无增益之药，独于本方之后，辨证加药，并出善后方治，何其郑重分明乎。此无他，水微而血盛，不过热郁生燥，不似水胜血寒者，必有坠胎之变也。血瘀则腹痛，故加芍药以通络；水停心下，心脏血郁，故加升陷之川芎；水泛凌心，寒渍入胃，以至心烦吐痛（此痛与悬欲内痛同），不能食欲，故加细辛半夏，以去水而蠲饮。服以醋浆者，所以平胆胃而止呕也。不解，以小麦汁服之者，以小麦养心除烦，兼能利水故也。若夫病已而渴，常服大麦粥者，以病原起于血虚，胃为生血之原，和胃降逆，俾能食饮，正所以补虚也。

妇人伤胎，怀身腹满，不得小便，从腰以下重，如有水状，怀身七月，太阴当养不养，此心气实，当刺泻劳宫及关元，小便微利则愈。

此承上养胎，旁及失养之证也。盖胎得养则安，失养则伤。但胎气营养，不惟外借药力，抑更视其本体。初受胎二月，肝液养之，胎气安静；三四月胆火养之，胎至是而始动；五六月脾精养之，脾脏多湿，腹至是而始大；七八月肺阴养之，肺主气，故气充而液下济；

九十月肾阴养之，肾主水，故腹以多水而益大。设令肺阴养胎之期，为湿邪凝阻，不能下济，湿之所聚，太阴气化不宣，因病腹满，气闭于上，水吸于下，故不得小便。第观其腰以下重如有水气状，便可知病在下焦矣，水气篇云"肿在腰以下，当利小便"，非其明证欤？但膈上气疏，利用从治；膈上气闭便当曲治。所以然者，不宣上气，无论五苓散猪苓汤，百无一效，正恐愈利而愈塞也。湿停于中，心气不得下交，则郁而上逆，心气实者，非心气自实，以有所阻隔而然也。脉中营气不动，脉外之卫气，不得独行。心气闭于上，则肾气窒于下，故泻掌心之劳宫，脐下之关元，上下两泄，令小便微利即愈。譬之今人开煤油铁箱，上下各开一钉眼，以器下承之，油自从钉眼出，若但有下眼，便涓滴不出矣。

附：难产方治

妇人临产，有先下水一日而小儿不下者；有气血两虚，小儿欲出不出者。长女昭华制方，活人甚多，壬申冬十一月，长子湘人之室，亦以下水一日用之，附录之以告存心济世者，盖一举而救人二命也。方用生潞党二两、当归三两、牛膝四两，上三味，浓煎顿服，食顷即产。盖取其气血两补，并利用牛膝之坠胎也。气分充满者，去党参加牛膝一两。

妇人产后病脉证治第二十一

问曰：新产妇人有三病：一者病痉，二者病郁冒，三者大便难，何谓也？师曰：新产血虚，多汗出，喜中风，故令病痉；亡血复汗，寒多，故令郁冒；亡津液胃燥，故大便难。

妇人怀孕，周身血及水液，尽资养胎之用，至于临产，养胎之血及水液，载胎以出，譬之顺水行舟，水随舟下，产后血液虚耗，正不待言。阴亡于内，则阳张于外，阴耗阳张，故令肠胃内燥，肌腠外疏，营魄弱而汗液泄，风乘其虚，始则中风，风燥伤筋，因转为痉，此即栝蒌桂枝汤证也。脾为统血之脏，血虚则脾精不行，肠胃燥而大便难，此即脾约麻仁丸证也。血分与阳气合则温，与阳气离则寒，西医谓血中无气者，妄也，但内含而不外散耳（血中无气安有热度）。产后亡血而阳浮于上，阳浮则表虚而汗出，阴寒袭虚，内脏微阳益不能支，因致郁而上冒，若暴厥状，此桂枝去芍药加龙骨牡蛎汤证也。以上三证，并为亡阳伤津，要其为大便之难则一。设不大便无所苦，不妨徐俟津液之复，大便自通，虽不治亦可也。

产后郁冒，其脉微弱，呕不能食，大便反坚，但头汗出。所以然者，血虚而厥，厥而必冒。冒家欲解，必大汗出。以血虚下厥，孤阳上出，故头汗出。所以产妇喜汗出者，亡阴血虚，阳气独盛，故当汗出，阴阳乃复。大便坚，呕不能食，小柴胡汤主之。

此申上节郁冒大便难而发明其病理，非谓小柴胡汤，可通治郁冒大便难也。仲师所以不出方治者，正以证有轻重，剂量可随时增减也。至不明病理而妄治之，则殆矣。证情由于血虚，自当以养血为主，是故产后血虚，不惟桂枝去芍药加龙骨牡蛎为治标之法，而初非正治，即仲师小柴胡汤，亦为大便坚呕不能食而设，亦非通治郁冒。郁冒之脉所以微弱者，亦由血虚；血虚则肝阴亏而胆液生燥，少阳之气上逆，则呕不能食；呕则胃燥，津液不能下溉大肠而大便坚。故治此者，但需小柴胡汤以平胆胃之逆，使膈上津液足以下润大肠，诸恙可愈。若夫虚阳上浮，则但头汗出，阴虚阳越，则卫不与营和，但令助营气之弱，使与卫气相接，其病自愈。曰冒家欲解，必大汗出乃愈者，此即脏无他病，先其时发汗则愈宜桂枝汤之例也。如营气过弱，异于血实不行，即当去芍药；阳气上盛，吸水不降，即当加龙骨牡蛎，可以片言决也。陈修园乃谓小柴胡汤通治郁冒及便难，有是理乎？予尝治湖南曹姓妇产后冒风恶寒泄泻之证，经前医两进小柴胡汤，泄泻虽止，而壮热头晕，多汗而喘，一身尽疼，恶露不行。予谓产后百脉空虚，风寒易入，此即恶寒泄泻所由来，此时不用温中补虚，反用解外之小柴胡汤张发其阳气，因有发热头晕之变，瘀血为阳气吸引，不得下行，故身痛，阳气郁冒于上，故多汗而喘。予即认定虚寒，用潞参三钱、炙黄芪三钱、熟地黄二两、归身五钱、附子三钱、麦冬四钱，外加姜枣，一剂而浮阳减，继以胶艾汤，而恶露通。夫小柴胡汤能致郁冒，岂有本郁冒而反用小柴胡汤之理？足见仲师此方，专为大便坚呕不能食而设。盖以止少阳之呕逆，留胃液而润肠燥，并欲下行之腑气，不为浮阳吸引也。仲师恐人误认为郁冒方治，故于节末另提大便坚呕不能食两层之中，又以呕不能食为主。然非好学深思心知其意，固未易为浅见寡闻道也。

病解能食，七八日更发热者，此为胃实，宜大承所汤主之。

病解能食，则胆胃气平而呕吐止，胃中津液，得以下润大肠矣（小柴胡重用黄芩，令人大便泄，屡验）。乃至七八日更发热者，此必非阴虚生热可知也。但按其脉而滑大，便当乘胃气之强，用大承气汤以攻之，所谓曲突徙薪也。独怪近世医家，过虚赢之体，虽大实之证，不敢竟用攻剂，不知胃实不去，热势日增，及其危笃而始议攻下，有惜其见几不早耳。

产后腹中疞痛，当归生姜羊肉汤主之。并治腹中寒疝，虚劳不足。（疞，音绞，急也，陈修园以为缓痛，殊谬误。）

产后下血过多，其人水分不足，则因虚生燥而大便难；水分过多，则因虚生寒而腹中疗痛。当归生姜羊肉汤，当归以补血，生姜以散寒，羊肉以补虚，而疗痛可止。惟治腹中寒疝虚劳不足，宜于本方中加生附子一枚，非惟去病，兼能令人有子。予于赵振声妻张氏亲验之，盖前此所以不孕者，以其有痛淋也（每痛必下白物一滴），服此方而痛淋止矣。

产后腹痛，烦满不得卧，枳实芍药散主之。

枳实芍药散方

枳实烧令黑，勿太过、芍药各等分

上二味，杵为散，服方寸匕，日三服，并主痈脓，大麦粥下之。

产后腹痛有三：一为虚寒之痛，上节所谓疗痛者是也；一为蓄血之痛，后节枳实芍药散治之不愈者是也；一为胃实血不流行之证，节此烦满不得卧者是也。血少而不能交会于心则烦，胃气顿滞则满，胃不和，则胀满而不得卧。方用芍药以通血分之瘀，枳实以导胃实之滞，并用大麦粥以调养肝脾，但使血分通调，中气疏畅，烦满自止，烦满止，然后营卫调适，卧寐坦然矣。

师曰：产妇腹痛，法当以枳实芍药散，假令不愈者，此为腹中有瘀血著脐下，宜下瘀血汤主之；亦主经水不利。

下瘀血汤方

大黄一两　桃仁三十个　䗪虫二十枚去足熬，按此即地鳖虫

上三味，末之，炼蜜和为四丸，以酒一升煮丸，取八合顿服之，新血下如豚肝。

前证为血少不能流通，兼胃浊失降之故，故其腹痛，虽与虚寒有别，要犹未为实证也。惟用前方不效者，乃可决为产后瘀血，而利用急攻。胞中之血由冲任吸引而上者，以脐下为冲要，故血瘀必著脐下。按下瘀血汤方治，大黄桃仁，与抵当同，惟用䗪虫而不用虻虫水蛭，则与抵当异，此二方所以不同者，要不可以不辨也。产后血去既多，不同经闭之证，故不用吮血之虫类，恐兼伤及新血也；䗪虫生于尘秽之中，善于攻窜，而又不伤新血，故于产后为宜。虽亦主经水不利，气体虚羸者或宜之，要未可去坚癖之干血也。

产后七八日，无太阳证，少腹坚痛，此恶露不尽，热在里，结在膀胱也（二句旧讹在节末，今校正）。不大便，烦躁发热，切脉微实，日晡时更倍烦躁发热（此句旧讹在日晡句上，无理，今校正），不食，食则谵语，至夜即愈，宜大承气汤主之。

产后七八日，无太阳证，则不病痉及郁冒可知；若少腹坚痛，则为产后恶露不尽；外虽无热，正以热结在里而血瘀胞中。此节盖借热入血室，引起阳明实证，故热在里二语，当在恶露不尽下，今在节末，则传写之误

也。设证情为热入血室，则营气夜行于阳，当得夜分谵语；设但见不大便烦躁发热，犹难断为阳明实证，惟切其脉滑大而实，乃可断为胃家实。加以日晡所太阴湿土当王，阳气衰而地中水气上行，此时不能稍抑其阳气，反见心中烦乱而手足无所措，热势倍于日中，即可断为阳明亢热。且不食则已，食即谵语，至夜中阴盛之时，谵语反止，其不为热入血室而为阳明实证明矣。仲师言宜大承气汤者，恐人误认为桃核承气证也。曾记戊辰年高长顺女病此二十余日，已更数医矣，其证能食，日晡所必发壮热，脉大而实，予用生大黄四钱、厚朴二钱、枳实四钱、芒硝三钱，一剂热除，即系此证。愚按更倍发热四字，当在日晡时烦躁下，《伤寒论》以日晡所发热属阳明，可为明证，反在日晡句上，亦误，特订正之。

产后风，续续数十日不解，头微疼，恶寒，时时有热，心下闷，干呕，汗出，虽久，阳旦证续在者，可与阳旦汤。

阳旦汤方

桂枝三两去皮　芍药三两　甘草二两炙　生姜三两切　大枣十二枚擘　附子一枚　牡桂四两

产后之证，肌表空虚，中风较易。续续云者，以其虚而易受，故时乘而续受也，续而复续，因致数十日不解；头微疼，恶寒，时时有热，此皆太阳中风桂枝汤的证；太阳中风，肌腠闭而皮毛开，故汗出；湿痹肌肉，内困脾阳，故心下闷，《伤寒论》所谓系在太阴也；湿在心下，胃不能受，则为干呕。皮毛之浮汗，但泄水气，而肌理之营气不行，故虽至数十日，阳旦证依然不减，仍当用桂枝加桂并加炮附子一枚之阳旦汤，以助里阳而发肌理之汗，其病方愈。所以加牡桂附子者，桂枝汤治其本病，病久而里阳虚，非加桂附以助之，肌理之汗不出也。

产后中风发热，面正赤，喘而头痛，竹叶汤主之。

竹叶汤方

竹叶一把　葛根三两　防风、桔梗、桂枝、人参、甘草各一两　附子一枚炮　生姜五两　大枣十五枚

上十味，以水一斗，煮取二升半，分温三服，覆使汗出。颈项强，用大附子一枚，破之如豆大，煎药扬去沫。呕者加半夏半升洗。

产后中风发热，起于血去过多而营气虚寒，风本阳邪，易于发热，不似寒邪外薄，皮毛之内，水气生寒，必待营热内抗然后发热也。但发热而面色赤，则阳郁于上，与恶寒时时有热者异；喘而头痛，则与头微疼者亦异。夫面正赤，为胃热上薰，"痰饮篇"可证也。然产后体虚，岂宜于胃家未实，加大黄以利之，此一难也。中风表证未罢，固不应急攻其里，但在表之浮阳，吸阳明浮热上升，于清热一层，岂宜置之不论，而本体又甚

虚寒，此二难也。惟喘而头痛，究为风热相抟。竹叶汤方治，竹叶葛根以清胃热，防风桔梗以散风而定喘，余则仍从阳旦汤意，去芍药而加入人参。所以去芍药而加入人参者，则以阴虚不任苦泻而急于营养之故。伤寒少阴下利，真武汤去芍药；吐下后液亏，桂枝白虎二汤加人参，此其例也。予早年闻北京产妇，三日后即服吉林参汤，一月后，产妇气体，如未产时，此其明证。又按本方清太阳阳明风热，温脾脏之虚寒，与桂枝加葛根汤、栝蒌桂枝汤用意略同，不使阳邪内陷经输，发为柔痉，倘亦上工治未病之旨乎？

妇人乳中虚，烦乱呕逆，安中益气，竹皮大丸主之。

竹皮大丸方

生竹茹、石膏各二分　桂枝、白薇各一分　甘草七分

上五味，末之，枣肉和丸，弹子大，饮服一丸，日三夜二服。有热倍白薇，烦喘者，加枳实一分。

妇人乳汁，为精血所化，常见乳子之妇，终年月事不行，可为明证。乳中虚者，或产妇体本虚羸，纳谷减少，或因小儿吮乳过多，乳少不能为继，于是营阴不足。心中烦乱，胃纳既少，生血之原，本自不足，加以无厌之吸吮，引动胆胃之火，发为呕逆。仲师出竹皮大丸方治，竹茹、石膏以清胆胃之逆，三倍甘草以和中气，减半桂枝、白薇以略扶中阳而清里热，更用枣和

丸，以扶脾而建中，但令胃热除而谷食增，则生血之原既富，胆胃之上逆自平矣。

产后下利虚极，白头翁加甘草阿胶汤主之。

白头翁加甘草阿胶汤方

白头翁、甘草、阿胶各二两　秦皮、黄连、柏皮各三两

上六味，以水七升，煮取二升半，内胶令消尽，分温三服。

产后下利，寒热不同，今但云"下利虚极，白头翁加甘草阿胶汤主之"，此仲师之失辞，不可为训者也。夫热利下重，则为白头翁汤证，加甘草以补中，阿胶以养血，亦第为热利虚极而设。夫产后血瘀不行，腐败而下利为热；血去过多，因虚受凉而下利为寒。予尝于丙午六月治梁姓妇人，因产后纳凉，下利腹痛。予用附桂炮姜，略加白头翁秦皮，一剂而利止。所以用白头翁秦皮者，以新产不无血热也；所以去黄连柏皮者，以暴受新凉，不胜苦寒也。若必执成方以治病，与乡愚用单方，何以异哉？

妇人杂病脉证并治第二十二

妇人中风七八日，续来寒热，发作有时，经水适断者，此为热入血室，其血必结，故使如疟状，发作有时，小柴胡汤主之。

妇人中风，延至七八日，适当经水初断，热除身凉，既而续发寒热，发作有时，不似病中风时昼夜无间，虽在中工，亦当知其非桂枝汤证。究其所以然，则以经水初断，标阳乘虚而陷血室，因是血结胞中，乘营气夜行于阳，发为寒热，旦即明了，一如疟之休作有时。但热邪甫陷，胞中定无干血，故但需小柴胡汤，使标阳之陷而入者，升发而出之，其病当愈。更不须桃核承气也，此虚实之辨也。

妇人伤寒发热，经水适来，昼日明了，暮则谵语，如见鬼状者，此为热入血室，治之，无犯胃气及上二焦，必自愈。

伤寒始病，有已发热未发热之别。妇人当伤寒发热之期，经水适来，则胞中之血未虚，发热，则周身血分，热度已高，以至高之血热，合始行之经血，热乃并入血室。卫气昼行于阳，水分无热，故明了；营气夜行于阳，血分有热，故暮即谵语，如见鬼状（俗称热昏）此证血热在下，但需攻瘀，其病当已，所谓血自结下之愈也。断不可因谵语而妄用承气汤，伤及胃气，亦不可发太阳之汗，损上中二焦水液，致血热益无控制。桃核承气汤，抵当汤丸，下瘀血汤，皆足以治之。陈修园乃以为无方治深于治，盖未识仲师之旨也。

妇人中风，发热，恶寒，经水适来，得之七八日，热除，脉迟身凉和，胸胁满，如结胸状，谵语者，此为热入血室也，当刺期门，随其实而取之。

中风当翕翕发热之候，仍不免啬啬恶寒，此时病气全在肌表，在妇人虽经水适来，决无里证。乃得病七八日，脉迟身凉，则肌表邪热已解，似可无余病矣。乃一变为胸胁下满，如结胸状。设为太阳标热并水气结于胸胁，要惟有硬满而痛，不当谵语，谵语为阳明实证所常有，但此谵语，当如上节之发于暮夜，不在旦昼。以七八日经水适来推之，便可知标阳内陷血室。所以然者，经后血室空虚，邪热易为入也。热陷在经后，必无干血为患，故但刺乳旁一寸之期门，以泻肝胆之热，诸恙自平。盖胸胁主上中二焦，肾下至膀胱属下焦，并为少阳部分，热郁胸胁，则犹未及下焦。随少阳之热结于上中二焦者，先刺期门以泻之，不使下陷胞中，久成干血，所谓曲突徙薪也。

阳明病，下血谵语者，此为热入血室，但头汗出，当刺期门，随其实而泻之，濈然汗出者愈。

阳明为病，往往血热炽盛，迫水液外泄。血热炽而肠燥，故谵语；水液涸于自汗，故阙上痛，斯二证，虽不下血，亦在所必有。若妇人病此，但头汗出，而一身无汗，似不当见谵语，则谵语固不由肠燥也（非大承气证）。太阳阳热，随三焦而陷胞中，则为蓄血，蓄血者不下血，今乃热血妄行，则此证又不同血结也（非抵当证）。盖水液不外泄，与热并居，若沸汤然，随三焦而下陷，胞中血海之血，乃被灼而横溢，故惟泻期门以泄肝胆之郁，使血分之热，得以外达表分，俾皮毛水分，受血热而蒸化成汗，则热退而病解矣。

妇人咽中如有炙脔，半夏厚朴汤主之。

半夏厚朴汤方

半夏二升 厚朴三两 茯苓四两 生姜五两 苏叶二两

上五味，以水一斗，煮取四升，分温四服，日三夜一服。

湿痰阻滞，咽中气机不利，如有物梗塞，吐之不出，咽之不下。仲师于无可形容之中，名之曰如有炙脔，即俗所称梅核气也。方用姜夏以去痰，厚朴以宽胸膈，苏叶以开肺，茯苓以泄湿，务令上膈气宽，湿浊下降，则咽中出纳无阻矣。此方癸酉二月，于四明刘姓男子亲试之，良验，惟不用人造之茯苓，改用有碱性泄粘痰之桔梗，为小异耳。又按：近世效方，有用半青半黄梅子，以食盐腌一昼夜，取出晒干，再腌再晒，以盐水干为度，每用青铜钱二枚夹二梅子，麻扎，入磁瓶封固，埋地下百日取出，每用梅子一枚含口中，半刻，咽中梗塞即消，当附存之。（曾记早年居乡时，见城隍庙道士宋左丞治咽喉痛闭塞，用青梅破开去核，中包明矾，烧灰研末，和皂角末少许吹入，吐出痰涎无算，咽喉即通。足见酸味之青梅，当别具挥发性，不当如旧说之收敛矣。）

妇人脏燥，悲伤欲哭，象如神灵所作，数欠喜伸，甘麦大枣汤主之。

甘麦大枣汤方

甘草三两　小麦一升　大枣十枚

上三味，以水六升，煮取三升，分温三服。亦补脾气。

师但言妇人脏燥而不言何脏，然病情方治可知也。肺主悲，亦主哭，悲伤欲哭，病当在肺。凡人倦则欠伸，精神强固则否，所以数欠伸者，脾阳不振而中气怠也。凡人饮食入胃，由脾气散津，上输于肺，脾精不能运输，则肺脏燥，肺阴虚，则主气之脏窒塞，故悲伤欲哭。方后别出"亦补脾气"四字，可知病机专属肺脏矣。方用甘麦大枣，专取甘味之药，俾脾精上输于肺，肺阴既充，则下足以贯注百脉，外足以输精皮毛，内外调达，气机舒畅，略无抑郁不和之气，悲伤欲哭之证，乃可不作。曰如有神灵者，甚言不能自主也。

妇人吐涎沫，医反下之，心下即痞，当先治其吐涎沫，小青龙汤主之；涎沫止，乃治痞，泻心汤主之。

膈间有寒饮，乃吐涎沫，此宜温药和之者也。乃不用温药而反下之，上膈水痰，断不能一下而尽，加以卫气不行，水气郁于皮毛之里，一经误下，在表水液，乘虚入里，乃留积心下而成痞。故治此者，当用小青龙汤，俾饮邪从汗外解，然后用

大黄黄连泻心汤以泻心下之痞。否则饮邪方盘据阳位，急于攻痞，正恐反被吸引，不得下达。盖先解表而后攻里，此固《伤寒》《金匮》之通例也。

妇人之病，因虚积冷结气，为诸经水断绝，至有历年，血寒积结胞门，寒伤经络。凝坚在上，呕吐涎唾，久成肺痿（旧讹作痛，今校正），形体损分。在中盘结，绕脐寒疝；或两胁疼痛，与脏相连；或结热中，痛在关元，脉数无疮，肌若鱼鳞，时著男子，非止女身。在下来多（来，旧讹作未，今校正），经候不匀，令阴掣痛，少腹恶寒；或引腰脊，下根气街，气冲急痛，膝胫疼烦。奄忽眩冒，状如厥颠（旧讹巅，今校正），或有忧惨，悲伤多嗔，此皆带下，非有鬼神。久则羸瘦，脉虚多寒；三十六病，千变万端；审脉阴阳，虚实紧弦；行其针药，治危得安；其虽同病，脉各异源；子当辨记，勿谓不然。

此统述妇人经水之病也。人之一身，水分与血分平均，乃无有余不足之弊，若血分不足，水分不受血热蒸

化，则寒凝气结而月事不行，血凝气结则痛，不及此时用附子汤以温之，至有历年寒伤胞门，瘕瘕凝瘤而坚癖，虽用抵当汤合桂枝茯苓丸下之，犹恐其无济也。大抵水寒血郁之证，久必生热，若冻瘃（音zhǔ）家然，始则寒凝而痛，久乃热郁而溃。故有寒在上焦者，始则呕吐涎唾，久郁则成肺痿。肺痿肺痈篇云：肺痿或从呕吐，亡其津液，与此呕吐涎唾久成肺痿正同。盖液伤而燥，病在外，不比血热壅阻，病在肺脏之里，外燥为痿，里实为痈，故肺痈但有辟辟燥咳，必无呕吐，此云痈者误也，《内经》云"肺热叶焦，乃生痿躄"，上痿下躄，故曰形体损分。或寒湿据于中部，出胃入肠，绕脐而痛，是名寒疝，此证脉必弦紧。寒在外则恶寒，在里则不欲食，发即白津出，手足厥冷，此大乌头煎证也。其痛连两胁，牵掣肾脏，甚则痛及少腹，此血虚水寒之当归羊肉汤证也。所谓热结于中者，亦缘水寒血凝，积久生热所致。始则痛，痛久则腐烂，瘀血生热，热则脉数，外无疮疡，而血瘀在里，血不行于肌表，故肌若鱼鳞，此虚劳大黄䗪虫丸证也。此证下后血必纯黑，下之不早，必至虚极而死。癸酉正月，予于四明陈姓少年见之，其证肌肤甲错，腹部外皮焦黑，按之刺手，渴饮，彻夜不寐，大便累日不行。予因其内有干血也，用百合地黄合桃核承气轻剂，当晚下黑血无算。下后，觉恶寒甚，天明肢厥脉伏，病家大惊，乃就近延四明某医士，投以炮姜附子，脉出身和，后予以附子理中继之，已得安睡，并能食，病家以为无患矣，后闻于六七日后，病者一寐不醒，盖干血虽去，而正气不支矣。然后叹时著男子非止女身之说，信而有证也。在下未多，于义未通，当系"来"字之误，温经汤方后月水来过多，当即此证。否则上既有血结胞门一证，此更别出经候不匀一证，岂得谓之未多耶？盖在下来多，即下经候不匀之说，或一月之中，经来二次；或月信过多，间月再来；或经行多日，以致前后参差不一，皆得以来多名之。厥阴之络，入于阴中，血亏而络燥，故令阴掣痛。血海在少腹左右，血海不温，故少腹恶寒。腰为水脏，后通督脉，水湿壅滞，阳气不通，则本脏及背脊酸疼。气街为足阳明动脉，在腿腹之交，亦名气冲，此脉由髀关抵伏兔，下膝膑，循胫外廉，下至足跗。寒湿上阻，阳气被压，故气冲急痛，膝胫疼烦。此脉水脏不足，则燥而掣痛，为阳明之大承气证。水湿太过，阳气内陷，乃见此证。肾脏之寒水一日不泄，阳气一日不通，桂枝芍药知母汤，麻黄附子细辛汤，俱可参酌用之。血虚之人，往往猝然眩晕，颠仆道左。状如厥颠者，谓如暴厥而颠仆也。此证西医谓之脑贫血。治此者宜大补气血，近代所传防眩汤，大有成效。此证气血两虚，气虚则多悲，血虚则善怒，忽然颠仆，忽然悲哭，忽然嗔怒，状若神灵所作，其实非有鬼神，昔人谓之带下病（凡血虚阴亏癥

275

瘕蓄血之类皆是，不专指淋沥）。始病不觉，久乃羸瘦，此证多由血虚生寒，故但曰脉虚多寒，而无脉实多热之证。妇人有十二瘕九痛七害五伤三因，共三十六病。变端百出，皆当决之于脉。脉左为阴，属精与血；上为阳，属气与水。或水盛而血寒，或液枯而血燥。而论脉终以紧弦者，紧则以始病气结于外，在内之血热，犹足与之相抗；至于沉弦，则水寒而血热消沮矣。治此者或针泻期门，或针引阳气。血结者气实，药以泻之；水寒者阳虚，药以温之。所以针药异用者，谓验其脉而知病源不同也。此节或仲师自述师承，或门人述仲师之训，与全书文体不类，或亦因论列妇人杂病而附存之欤？

问曰：妇人年五十所，病下利，数十日不止，暮即发热，少腹里急，腹满，手掌烦热，唇口干燥，何也？师曰：此病属带下。何以故？曾经半产，瘀血在少腹不去。何以知之？其证唇口干燥，故知之。当以温经汤主之。

温经汤方

吴茱萸三两　当归、芎䓖、芍药、人参、桂枝、阿胶、丹皮、生姜、甘草各二两　半夏半升　麦冬一升

上十二味，以水一斗，煮取三升，分温二服。亦主妇人少腹寒，久不受胎；兼治崩中去血，或月水来过多，及至期不来。

据《内经》女子七七四十九而天癸绝，则妇人年

276

五十所而病下利，数十日不止，似与月事无关。但营气夜行于阳，今病者暮即发热，病在血分可知；加以少腹里急，则瘀当在膀胱血海；腹满为脾湿下陷；手掌烦热，唇口干燥，脾精不得上行之象也。以病源论，当用大黄蟅虫丸；以现状论，当用附子理中丸。然则师何以指为带下证？所用者乃为温经汤，治远因而不据近因，不可不求其故也。盖带下之证，寒湿下注而浮阳上升，下寒故少腹急，上燥故唇口干。盖此妇旧有淋浊，少腹常急，唇口常燥。究其远因，则以曾经半产，少腹留积败血，久而腐化，乃下白物，寒湿从之，历年不愈，津液下渗，故唇口燥，积瘀不尽，故少腹急，此二证，为未经下利时所恒有。今淋沥中止而病下利，知其血寒湿胜，陷入大肠，瘀血业经腐烂，故不用大黄蟅虫丸；病不在中而在下，故不用附子理中汤。用温经汤者，推其原以为治也，方中芎归芍胶丹皮，以和血而通瘀，桂枝以达郁而通阳，生姜半夏以去水，麦冬人参甘草，以滋液而润上燥，吴茱萸疏肝燥脾，温中除湿，故不治利而利可止也。予按：此为调经总治之方，凡久不受胎，经来先期后期，或经行腹痛，或见紫黑，或淡如黄浊之水，施治无不愈者。曾记寓华庆坊时，治浦东十余年不孕之妇，服此得子者六七家，江阴街四明范姓妇亦然，此其成效也。

带下，经水不利，少腹满痛，经一月再见者，土瓜根散主之。

土瓜根散方

土瓜根、芍药、桂枝、蟅虫各三分

上四味，杵为散，酒服方寸匕，日三服。

带下经水不利少腹满痛，其为胞中蓄血可知。血瘀则生热，血分有热，故经一月而再见；且行经之期，既以有所阻碍，不得畅遂，余血停顿，遂与后月正期经水，合并充牣，不及期而先事排泄。满者必溢，理固然也。土瓜即王瓜，味苦性寒，能驱热行瘀，黄疸变黑，医所不能治，用根捣汁，平旦温服，午刻黄从小便出，即愈，此可证通瘀泄热之作用。芍药能通凝闭之血络，故疡科方书，常用京赤芍。蟅虫即地鳖虫，生灶下乱柴尘土中，善攻积秽，不穴坚土，故大黄蟅虫丸下瘀血汤用之，伤科亦用之，取其不伤新血也。用桂枝者，所以调达肝脾，变凝结为疏泄也。此土瓜根散之旨也。

寸口脉弦而大，弦则为减，大则为芤，减则为寒，芤则为虚，寒虚相抟，此名曰革，妇人则半产漏下，男子则亡血失精。（原本无末句，当系浅人删去，特补出之，并删旋覆花汤主之及方治。）

此节一见于"虚劳"，一见于"吐衄下血"，二篇皆无方治，多"男子则亡血失精"七字，盖节末但有妇人句，语意正未毕也。不知何时浅人将末句删去，又将肝著方治旋覆花汤拦入，药不对病，此又何足致辨？

若钱乙所谓"半产漏下，气已下陷，焉有用旋覆花下气之理"，特为中下人说法耳。"妊娠篇"不云妇人漏下及半产后下血不绝，胶艾汤主之乎？然则无干姜者为胶艾汤，加干姜即为胶姜汤，方治即在后一节，本条特为后一节补出脉象，原本固无方治也。说解详前。

妇人陷经漏下，黑不解，胶姜汤主之。

胶姜汤方（即胶艾汤加干姜，见《千金方》）。

此承上节虚寒相抟言之。以虚寒之故，因病漏下，病由出于寒湿下陷，故名陷经，因寒湿下陷而瘀血色黑者日出不已，则法当温化。吾友丁甘仁云：凡吐血下血见黑色者，皆当用附子理中汤以温运脾阳，服凉药者多死，数十年来不爽。则陷经黑不解之当用温药，要可类推。胶姜汤方治虽缺，其必为胶艾汤加干姜无疑也，方解详胶艾汤下，兹不赘。

妇人少腹如敦状（敦，音对，古礼器，体圆而膨其外，旁有两环，俗音如得，有瓦敦锡敦诸器，形略同古器），小便微难而不渴，生后者，此为水与血俱结在血室也，大黄甘遂汤主之。

大黄甘遂汤方

大黄四两　甘遂、阿胶各二两

上三味，以水三升，煮取一升，顿服，其血当下。

少腹满如敦状，谓如敦之膨其外也，少腹为血室所寄，膨在少腹，则胞中有蓄血可知。设令小便自利，直抵当汤证耳，乃小便微难而不渴，水液略无亏损，此即为产后水与血俱结胞门之确证。（未产时水与血俱供养胎，产后排泄未尽，乃见此证），而为平人之所无，盖养胎之血及水，混合不别，临产则送小儿及胞衣出产门，一时不能畅泄，余者遂留积胞中。治此者便当水血同治，大黄甘遂汤，甘遂以泄水，阿胶入血分，以生新而去瘀，大黄入大肠，令水与血俱从大便出，少腹之满，可以立除。此与桃核承气汤、抵当汤、下瘀血汤之用大黄同意，盖取后阴容积较宽，瘀血之排泄易尽也。

妇人经水不利下，抵当汤主之。（抵当汤方，水蛭、虻虫各三十个熬，桃仁三十枚，大黄三两酒浸，上四味，为末，水五升，煮取三升，温服一升。）

妇人经水不利，有虚实寒热之分。虚者宜温经汤，兼有湿热，则宜土瓜根散，产后水与血俱结胞中，则宜大黄甘遂汤，前数条已详言之矣。然则此条何以但言不利下，而主治乃为抵当汤？盖此条不举病状者，为其于伤寒太阳篇已备言之也。太阳篇云"热在下焦，少腹当硬满，小便不利者，下血乃愈，抵当汤主之"，又云"脉沉结，少腹硬，小便自利，其人如狂者，血证谛也，抵当汤主之"，其明证也。按此证少腹必结痛，大便必黑，要以小便利为不易之标准，使但用寻常通经之药，岂有济乎？予昔在同仁辅元堂治周姓十七岁少女，时经停五月矣，以善堂忌用猛药，每日令服大黄䗪虫丸，不应。送诊期后，病者至江阴街寓所求诊，月事不行，已抵七月，予用虻虫水蛭各一钱，大黄五钱，桃仁五十粒，下之，下后以四物加参芪善后，凡二剂。十年来，于江阴街遇之，始知其嫁于小西门朱姓，已生有二子矣。

妇人经水闭不利，脏坚癖不止，中有干血，下白物，矾石丸主之。

矾石丸方

矾石三分烧 杏仁一分

上二味，末之，蜜丸枣核大，纳脏中，剧者再纳之。

妇人经闭，累月不至，犹未知其何证也。若子脏坚癖，少复硬满不消，干血久停，因湿热而腐烂，时下白物（俗名白带），其病固显然矣。盖始则因热结而成干血，其继因浊痰下注而留湿，湿热蒸化，干血乃成白带。尝见妇人有痰病者，痰多则无淋，淋多即无痰，可为明证。故外治之法，要以去湿为主，而三倍矾石，佐杏仁以破下陷之湿痰，而湿浊可去矣。

妇人六十二种风，腹中血气刺痛，红蓝花酒主之。

红蓝花酒方

红蓝花二两

上一味，酒一大升，煎减半，顿服一半，未止再服。

此节张隐庵注甚有意味，兹特申之这以博其趣。张云红花色赤多汁，生血行血之品也。陶隐居主治胎产血晕，恶血不尽绞痛（绞，本书作疠），胎死腹中，此可知红花作用，专主调适血分矣。又云治风先治血，血行风自灭，此又可知红花虽行血之品，其作用实能治风矣。但血虚生风，有从内发者，有从外受者。从内发者，忽然头目眩转，令人倾仆，此宜气血两补，重用参术归芍地黄者也；从外受者，皮毛开泄，感受阳邪，此宜桂枝汤者也。红蓝花酒，究治何风？然观于方治用酒，可知其专主外风矣。《灵枢》云"饮酒者，卫气先行于皮肤"，冲任之络，散于皮肤肌腠间，肌表血虚，易受外风，故以生血行血之红花主治，而以酒助其药力，使得行于肌表，以拒外风之侵入。妇人月事时下，冲任之血不足，故治风以此方为宜。要之为外皮肤及筋骨酸疼之病，与中风正自不同，近世验方，有用延胡、当归、牡桂，等分研末，以酒调服，治周身痛不可忍者，意与此同。曰六十二种风，不过言通治之总方，举多数也。血行则腹中刺痛止，故亦兼治之，固不在六十二种之内也。

妇人腹中诸疾痛，当归芍药散主之。

妇人腹中疾痛，大要由于水湿太甚，血瘀不通，前于妊娠篇"妇人怀孕"节言之已详。但怀孕之人，水血俱停，人尽知之，不知杂病亦有相类者。盖妇人经水，按月而行，故血常不足，血不足而水湿有余，乃郁结于太阴腹部而为痛。此方泄湿行血，故可通治，要不惟为妊娠设也。

妇人腹中痛，小建中汤主之。

此证俗名"下肝气"，妇人胸襟，为处境所限，因而狭小，稍有怫逆，则气下沉而入腹，立见胀痛，所谓肝乘脾也。伤寒太阳篇云"阳脉急，阴脉弦，法当腹中急痛，宜小建中汤主之"，重用甘味之药者，《内经》所谓"肝苦急，食甘以缓之"也。

问曰：妇人病，饮食如故，烦热不得卧，而反倚息者何也？师曰：此名转胞，不得尿也，以胞系了戾，故致此病，但当利小便则愈，肾气丸主之。

肾气丸方

干地黄八两　山药、山茱萸各四两　泽泻、丹皮、茯苓各三两　桂枝一两　附子一枚炮

上八味，末之，炼蜜和丸，梧子大，酒下十五丸，加至二十丸，日再服。

饮食如故，则脾胃无病可知，烦热不得卧，又似阳明热证。若果阳明生燥，上膈决无水气湿痰，岂有反倚息如病痰饮咳逆之理，此甚可疑也。然究其所以倚息之故，则以小便不通之故。盖下流不通，则上源壅塞，其所以不通者，则以转胞了戾之故，通其小便，则上膈水气下行而倚息自平。所以烦热不得卧者，则以下焦闭

结，而少阳之热上薰也，泄其水则邪热之上薰者息矣。然则何以不用泄水之五苓散？曰此阴阳两虚之证，恐其愈泄而愈不通也。尝见有气闭而小便不通者，以木通、车前、猪苓等药治之，百无一效，或用白归身一两的、川芎五钱、佐以柴胡、升麻，一服即通。可见地黄、山萸、山药之补阴，桂附之扶阳，为至不可少，必非专用茯苓、泽泻同等之药所能奏功也。用丹皮者，所以通壅塞也。（肠痈篇有大黄牡丹汤，可为明证。）

妇人阴寒（字当作痒），温阴中，坐药，蛇床子散主之。

蛇床子散方

蛇床子

上一味，末之，以白粉少许，和合相得，如枣大，棉裹，纳之，自然温。（当云不痒）

妇人寒湿，下注阴中或为白带，或为败血，久久化热，皆足生虫，虫多而窜动，则痒不可忍，以川椒百部洗之，往往不效，惟蛇床子散足以治之。昔年予治一妇人历节风，愈后，自言阴痒不可忍，自用明矾泡水洗之，洗时稍定，少顷，痒如故，予以此方授之，二日而瘥（详历节篇）。盖以蛇床之燥烈合铅粉之杀虫，湿去虫死，其痒乃止。但予实变法用之，使之煎汤坐盆中洗之，然后扑以铅粉。此可知仲师立方之旨，在燥湿杀虫，而不在祛寒矣。陈修园乃谓遥承上节令阴掣痛少腹恶寒证，出其方治岂其然乎？又按阴寒不孕，另是一证，仲师当别有方治。近世所传吴茱萸蜀椒各八两为末，炼蜜为丸，弹丸大，棉裹纳阴中，日夜一换，一月后，子宫温和即孕。用法与此方相似，或即仲师之遗方欤？否则本条所列病证，与方治固了不合也。

少阴脉滑而数者，阴中即生疮，阴中蚀，疮烂者，狼牙汤洗之。

狼牙汤方

狼牙三两

上一味，以水四升，煮取半升，以绵缠筋，如茧，浸汤，沥阴中，日四遍。

少阴脉。手太阴动脉之尺部也，属下焦，脉滑而数，属下焦湿热，湿热注于下焦，或为淋带，或为太阳蓄血，犹未可定为阴蚀也，惟阴中痒痛腐烂，乃可决为阴中生疮。狼牙草近今所无，陈修园以为可用狼毒代之，未知验否。但此证有虫与毒，即世俗所谓杨梅疮，似不如虾蟆散为宜。方用硫磺三钱、胡椒二钱，研末纳虾蟆口中，用线扎住，外用黄泥和水厚涂，入炭火烧之，俟泥团红透取出，候冷去泥细研，忌用铁器，用时以小磨麻油调，以鸡毛蘸涂患处，去其毒水，数日毒尽，虽肉烂尽亦愈，此葛仙《肘后方》也。自来注释家徒事说理，不求实用，岂仲师著书之旨欤？

胃气下泄，阴吹而正喧，此谷气之实也，膏发煎主之。[膏发煎方，猪膏半斤，乱发如鸡子大三枚，上二味和膏中煎之，发消药成，病从大（旧误作小）便出。]

凡大便燥实之证，由回肠灼烁前阴者，则小便已而阴中疼热；其有不兼阳明实热而燥实者，在妇人则有阴吹，此非可以大承气汤治之也。阴吹如转矢气声实，由大便不通，矢气无从下泄，转从间道出。此证但苦肠中燥矢与阴络固结，故但用膏发煎以和血滑肠，则大便通而阴吹止矣。校《千金》云：太医史脱家婢黄病，服此，燥粪下便差，神验。乃知方后从小便出为传写之误。黄坤载泄湿通膀胱之解，为大不通也。又按：门人吴炳南之妻，每患肠燥，纳谷不多，予授以大半夏汤，服之甚效，间一二日不服，燥结如故，吴私念此胃实肠燥之证，乃自制猪膏发煎服之，一剂而瘳。乃知仲师"谷气之实"四字，早明示人以通治他证之路，不专为阴吹设也。